本书受以下的基金项目资助：

1. 国家科学技术学术著作出版基金资助项目（2023）

负责人：郑传铭

2. 浙江省恶性肿瘤临床医学研究中心资助项目：2022E50007

负责人：葛明华

国家科学技术学术著作出版基金资助出版

Surgery of
Endoscopic / Robotic Thyroidectomy by
Gasless Unilateral Axillary Approach

无充气腋窝入路腔镜 / 机器人甲状腺外科学

主　编◎郑传铭　葛明华

副主编◎
雷尚通　黄晓明　李　超　杨　洪　殷德涛
魏　涛　张超杰　谭　卓　徐加杰　石臣磊

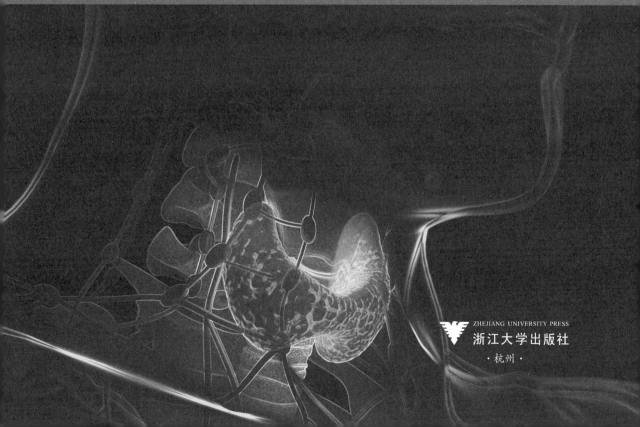

浙江大学出版社
·杭州·

图书在版编目（CIP）数据

无充气腋窝入路腔镜／机器人甲状腺外科学／郑传铭，

葛明华主编. -- 杭州：浙江大学出版社，2024. 9.

ISBN 978-7-308-25357-4

Ⅰ．R653-39

中国国家版本馆 CIP 数据核字第 2024G4R011 号

无充气腋窝入路腔镜/机器人甲状腺外科学

郑传铭　葛明华　主编

策划编辑	金　蕾（jinlei1215@zju.edu.cn）
责任编辑	金　蕾
文字编辑	范一敏
责任校对	蔡晓欢
封面设计	黄晓意
出版发行	浙江大学出版社
	（杭州市天目山路148号　　邮政编码310007）
	（网址：http://www.zjupress.com）
排　　版	杭州林智广告有限公司
印　　刷	浙江省邮电印刷股份有限公司
开　　本	787mm×1092mm　1/16
印　　张	12.25
字　　数	260千
版 印 次	2024年9月第1版　2024年9月第1次印刷
书　　号	ISBN 978-7-308-25357-4
定　　价	159.00元

主编简介

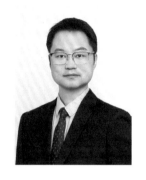

郑传铭

主任医师，教授，博士研究生，硕士研究生导师，浙江省人民医院头颈外科主任，浙江省恶性肿瘤临床医学研究中心常务副主任，杭州医学院甲状腺/甲状旁腺疾病研究所所长，获"浙江省医师协会优秀医师"等称号。

担任中国抗癌协会甲状腺癌专业委员会腔镜/智能机器人外科学组副组长，亚太甲状腺外科协会会员，国家癌症中心/国家肿瘤质控中心甲状腺癌质控专家委员会委员，中国抗癌协会头颈肿瘤专业委员会、甲状腺癌专业委员会、肿瘤整形外科专业委员会委员，中国研究型医院学会甲状腺疾病专业委员会委员，中国介入专业委员会甲状腺专业委员会常委，中国中西医结合耳鼻咽喉科专业委员会（头颈肿瘤）委员，国家肿瘤微创治疗产业技术创新战略联盟头颈肿瘤专业委员会委员，中国医疗保健国际交流促进会甲状腺疾病分会颈清扫学组委员，浙江省医师协会甲状腺疾病专业委员会、微创外科专业委员会副主任委员，浙江省预防医学会甲状腺疾病专业委员会副主任委员，浙江省医学会肿瘤外科学分会青委会副主任委员，浙江省抗癌协会头颈肿瘤专业委员会、甲状腺癌专业委员会常委。

擅长甲状腺、口腔颌面及鼻/鼻窦、咽/喉等头颈部肿瘤外科及综合治疗。对鼻窦、咽喉微创外科，尤其是甲状腺肿瘤腔镜、微创介入及机器人手术有深入的研究，在国内创导"无充气腋窝入路/耳后发际入路腔镜甲状腺外科"，处于国内领先水平。

发表SCI及核心期刊论文30余篇，参编论著及专业教材8部，发明专利5项。主持国家自然科学基金面上项目1项、国家科学技术学术著作出版基金项目1项、省重大"尖兵领雁"项目1项，省自然项目1项、厅级课题5项。领衔制定了《无充气腋窝入路腔镜甲状腺手术专家共识（2022版）》，是首部《中国肿瘤整合诊治指南—CACA甲状腺癌诊治指南》起草及解读专家，参与制定国家行业规范及标准2项；参与的出版学术专著及教材有《颈淋巴结清扫术》《甲状腺癌的临床诊治》《唾液腺癌的临床诊治》《甲状腺肿瘤学》《甲状腺肿瘤消融治疗》《肿瘤微创手术学》等。

主编简介

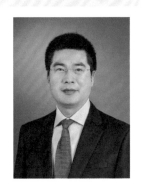

葛明华

主任医师，浙江省人民医院院长，国家卫生计生突出贡献中青年专家，享受国务院政府特殊津贴。

担任国家癌症中心 / 国家肿瘤诊治质控中心甲状腺癌质控专家委员会主任委员，中国抗癌协会甲状腺癌专业委员会前任主任委员、肿瘤整形专业委员会候任主任委员、头颈肿瘤专业委员会副主任委员。浙江省医学会肿瘤分会候任主任委员，浙江省医师协会肿瘤医师分会主任委员，浙江省抗癌协会头颈肿瘤专业委员会主任委员、甲状腺肿瘤专业委员会前任主任委员。肿瘤科国家临床重点专科学科带头人，浙江省恶性肿瘤临床医学研究中心主任，浙江省内分泌腺体疾病诊治研究重点实验室主任，浙江省内分泌腺体国际合作基地主任。

擅长甲状腺、口腔颌面、耳鼻咽喉肿瘤的外科治疗、综合治疗及转化研究。主持 16 项国家级及省部级课题，其中，国家自然科学基金 6 项（区创重点 1 项），省部级重点、重大项目 3 项。以第一作者或通讯作者发表学术论文 120 余篇，其中，SCI 收录 50 余篇。主编著作 6 部，副主编著作 2 部，授权国家发明专利 9 项。领衔制定国家行业规范 2 项，全国诊治指南 1 项，全国团体标准 1 项，省地方标准 1 项，中国专家共识 4 项。

副主编简介

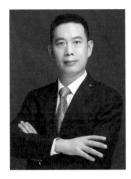

雷尚通

主任医师，硕士生导师，南方医科大学南方医院普通外科副主任、甲状腺疝外科主任，岭南名医。

担任国家卫生健康委员会能力建设与继续教育外科学专家委员会甲状腺外科专业委员会委员，中国抗癌协会康复会乳腺甲状腺分会副主任委员，中国抗癌协会肿瘤微创专委会甲状腺分会常委，中国抗癌协会甲状腺癌专业委员会腔镜／智能机器人外科学组副组长，中国医师协会外科医师分会甲状腺外科专家工作组专家委员，广东省医师协会甲状腺医师专业委员会副主任委员，广东省医学教育学会甲状腺专业委员会副主任委员，广东省药学会甲状腺专家委员会副主任委员等。

擅长甲状腺肿瘤的精细化外科治疗，提出甲状腺系膜理论，开创经腋窝后入路甲状腺系膜切除技术，提出单侧甲状腺癌"五沉法"和双侧甲状腺癌"七沉法"的操作方法，极大助力了经腋窝腔镜甲状腺手术技术的推广。作为第一作者或通讯作者发表学术论文40余篇。主持国家自然科学基金、广东省自然科学基金、广州市高新重大特色技术项目等多项课题。

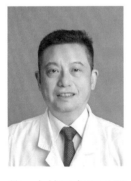

黄晓明

二级教授，主任医师，博士生导师，中山大学耳鼻咽喉科学系副主任，中山大学孙逸仙纪念医院耳鼻咽喉科主任。

担任中华医学会耳鼻咽喉头颈外科学分会委员，广东省医学会耳鼻咽喉科学会主任委员和机器人外科学会副主任委员，广东省耳鼻咽喉科专业质控中心主任，《中华耳鼻咽喉头颈外科杂志》的编委，*World Journal of Otorhinolaryngology–Head and Neck Surgery* 的编委等。主持国家级课题4项，省部级课题6项，以第一作者／通讯作者发表论著70余篇。主编《颈部内镜外科学》《机器人头颈外科手术学》；共同主译《头颈部恶性肿瘤：多学科协作诊疗模式》。获广东医学科技奖二等奖1项，牵头制定专家共识2项，参与制定指南共识10余项。

擅长鼻咽癌及头颈肿瘤外科、甲状腺及头颈部腔镜和机器人微创手术：（1）率先建立了免注气颈部无瘢痕甲状腺肿瘤腔镜和机器人手术体系；（2）提出耳后入路无注气腔镜腮腺手术及颌下腺肿瘤微创手术；（3）提出了经下唇前庭入路的腔镜／机器人甲状舌骨囊肿摘除术，创建了腔镜下第二鳃裂囊肿和囊状水瘤颈部无痕微创手术；（4）发展腔镜和机器人下颈清扫术；（5）开展经口机器人手术。

副主编简介

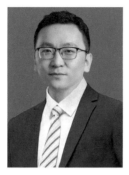

李　超

二级教授，主任医师，博士生导师，门诊一级专家，电子科技大学附属肿瘤医院·四川省肿瘤医院（省癌防中心）副院长。

国际牙医师学院院士，四川省学术技术带头人，四川省有突出贡献的优秀专家，四川省卫生计生领军人才及省海外高层次留学人才，四川省人民政府专家评审（议）委员会委员，《肿瘤预防与治疗》杂志的副主编。头颈综合头颈肿瘤防治荣获省市科技成果奖励 13 项（省政府特等奖、一等奖及二等奖各 1 项）。起草参编有关甲状腺癌的全国指南、规范 6 部及专家共识 17 部。

担任中国医药教育协会头颈肿瘤专业委员会主任委员，中国抗癌协会肿瘤整形专业委员会副主任委员，中国医师协会头颈外科学组全国组长，四川省医师协会副会长，四川省医学会甲状腺疾病专业委员会主任委员，四川省抗癌协会甲状腺癌专业委员会候任主任委员等。

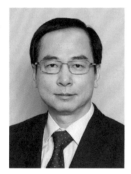

杨　洪

教授，主任医师，广州医科大学附属肿瘤医院头颈肿瘤外科主任、甲状腺肿瘤诊疗中心主任、首席专家，岭南名医。

担任法国巴黎 Laënnec 医院头颈肿瘤外科访问学者，瑞典乌普沙拉大学林口萍医院头颈外科访问学者，美国耳鼻咽喉头颈外科协会会员，中国抗癌协会头颈肿瘤专业委员会委员，中国整形美容协会肿瘤整复委员会常委，中国中西医结合学会耳鼻喉头颈外科分会头颈肿瘤组常委，中国海峡两岸甲状腺微创美容外科专家委员会委员，广州市甲状腺专业委员会主任委员，广东省医师协会头颈肿瘤专业委员会副主任委员，广东省抗癌协会头颈肿瘤专业委员会副主任委员，广东省临床医学会甲状腺疾病专业委员副主任委员，广东省医学教育协会甲状腺专业委员会副主任委员，广东省精准医学应用协会头颈专业委员会副主任委员，广东省康复医学会鼻颅底外科专业委员会副主任委员，《中国耳鼻咽喉头颈外科杂志》编辑部三刊编委等。

副主编简介

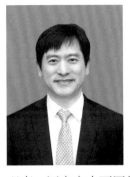

殷德涛

二级教授，主任医师，博士研究生导师，郑州大学第一附属医院研究生处副处长、甲状腺外科主任医师。

担任中国医师协会外科学分会甲状腺外科医师委员会委员，中国研究型医院学会甲状腺委员会常委，中国医促会甲状腺专业委员会常委，中国抗癌协会肿瘤微创治疗专业委员会甲状腺分会常委，中国抗癌协会甲状腺癌专业委员会委员，中国中西医结合学会理事，河南省中西医结合学会甲状腺疾病分会主任委员，河南省药理学会甲状腺疾病分会主任委员，河南省医学会甲状腺疾病分会副主任委员，河南省医学会循证医学与流行病学分会副主任委员。

作为第一完成人，获河南省科技进步奖二等奖 3 项。主持国家自然科学基金面上项目 1 项，省部级科研课题 25 项，在国家级、核心期刊发表学术论著 145 篇，SCI 收录 35 篇。获河南省"千人计划科技创新领军人才"、河南省高层次人才（B 类人才）、河南省优秀专家、河南省优秀教师、河南省"五四青年奖章"、河南省学术技术带头人、河南省青年科技专家、河南省高校省级青年骨干教师、河南省优秀硕士学位论文指导老师、河南省卫生科技创新型人才、河南省自主创新十大杰出青年、河南省科技创新青年领军人才、郑州市科技创新人才、郑州市青年科技专家、郑州市"医德标兵"、郑州大学"三育人"先进个人等省、市级荣誉称号 20 余项。

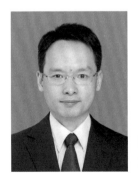

魏　涛

教授，主任医师，四川大学华西医院甲状腺外科党支部书记兼副主任，四川大学华西空港医院普外科学科主任，美国克利夫兰医学中心访问学者。

担任中国医师协会甲状腺外科医师委员会青年委员，中国抗癌协会甲状腺癌专业委员会委员，中国研究型医院协会甲状腺专业委员会委员，四川省肿瘤协会甲状腺肿瘤专业委员会主任委员，四川省医学会外科分会甲状腺学组组长，四川省抗癌协会甲状腺癌专业委员会副主任委员，四川省医师协会甲状腺外科专业委员会常委等。从事甲状腺及甲状旁腺外科 10 余年，发表专业论文 30 余篇，其中，SCI 收录 20 余篇。承担省级以上科研课题 4 项，已结题 1 项。担任《中国普外基础与临床杂志》的编委等。

副主编简介

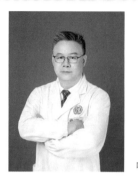

张超杰

教授，主任医师，湖南省人民医院（湖南师范大学附属第一医院）乳甲外科学科主任、马王堆院区执行院长，湖南省老年医学研究所副所长、老年医学中心副主任，湖南省卫生健康委员会高层次人才学科带头人，湖南省人民医院131领军人才。

担任中国抗癌协会甲状腺肿瘤整合康复专业委员会主任委员，中国抗癌协会肿瘤整合康复工作委员会副主任，中国抗癌协会乳腺肿瘤整合康复专业委员会常委，中国研究型医院学会微无创诊疗专业委员会常委，湖南省健康管理学会乳腺甲状腺健康管理专业委员会主任委员，湖南省康复医学会乳腺疾病康复专业委员会主任委员，湖南省医学会肿瘤专业委员会甲状腺癌学组副组长等。2015年美国UCSF访问学者。擅长乳腺、甲状腺良恶性疾病的诊断与治疗。以第一作者或通讯作者发表学术论文100余篇。主持和参与各项课题20余项，主编、主译及参编、参译专著8部。获湖南省科技进步奖三等奖，湖南省医学科技奖二等奖、三等奖多次，三等功记功5次。

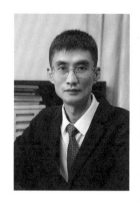

谭　卓

副主任医师，浙江省人民医院耳鼻咽喉－头颈中心常务主任。

担任中国抗癌协会甲状腺癌专业委员会常委，中国研究型医院甲状腺专委会委员，中国医药教育协会头颈肿瘤专业委员会常委，浙江省抗癌协会甲状腺肿瘤专业委员会副主任委员，浙江省抗癌协会头颈肿瘤专业委员会常委，浙江省医学会耳鼻咽喉头颈专业委员会委员，浙江省肿瘤微创委员会委员，浙江省数理协会甲状腺专业委员会副主任委员，中国抗癌协会及浙江省抗癌协会青年理事。

长期从事头颈甲状腺肿瘤的诊治，擅长各种头颈肿瘤的外科治疗，对头颈肿瘤的综合治疗有着丰富的临床经验。对复杂疑难的头颈肿瘤外科治疗及术后各种修复具有较高的造诣，擅长各类局部晚期的甲状腺癌外科治疗及各类甲状腺腔镜手术，达到在根治肿瘤的同时兼顾美容的效果。

副主编简介

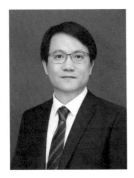

徐加杰

副主任医师，浙江省人民医院科研部主任、头颈外科副主任，浙江省内分泌腺体疾病诊治研究重点实验室办公室副主任。

担任国家癌症中心/国家肿瘤质控中心甲状腺癌质控专家委员会委员兼秘书，中国医药教育协会头颈肿瘤专业委员会第二届委员，中华医学会肿瘤学分会第十二届委员会青年学组委员，浙江省医师协会甲状腺疾病专业委员会青年委员会副主任委员等。

长期从事头颈部肿瘤的临床技术及基础研究，主攻甲状腺等头颈部肿瘤的外科治疗和综合治疗，深入研究腔镜甲状腺技术与数字化头颈部精确重建技术。浙江省医坛新秀获得者。目前主持国家自然科学基金1项，浙江省自然科学基金1项，主持厅级课题7项，参与国家自然基金及省部厅级各类课题10余项。以第一作者或通讯作者发表SCI论文13篇，中文核心期刊论文13篇，参编学术著作3部。以第一发明人获得国家发明专利4项、实用新型专利4项。

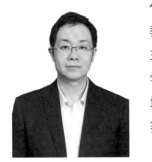

石臣磊

教授，副主任医师，哈尔滨医科大学附属第二医院甲状腺外科副主任，哈尔滨市高科技人才优秀项目获得者，中国普通外科青年学者攀登计划成员，黑龙江省经腋窝入路腔镜甲状腺手术培训基地首席指导示范专家，2021年度中国"金手指"甲状腺手术比赛全国冠军。

担任中国研究型医院学会甲状腺疾病专业委员会委员兼秘书、黑龙江省医学会甲状腺外科分会副主任委员，黑龙江省研究型医院学会甲状腺疾病专业委员会副主任委员，黑龙江省医学会甲状腺外科分会青年委员会主任委员，《中国肿瘤临床》杂志的审稿专家，*Annals of Thyroid* 的中青年编委等。

擅长甲状腺肿瘤的外科手术治疗，特别是在经腋窝入路腔镜甲状腺手术、经锁骨下入路腔镜甲状腺手术及腔镜辅助颈前小切口侧颈淋巴结清扫手术方面有深入的研究。作为第一作者或通讯作者在国内外医学杂志发表学术论文近30篇，其中，SCI收录26篇。主编《临床实用外科疾病手术方法》和《普通外科疾病诊疗学》。先后主持省级课题5项，省级和市级重点手术示范项目各1项，获省科技进步奖二等奖2项、三等奖1项。

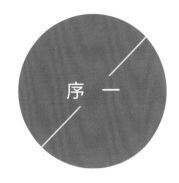

序　一

近年，甲状腺肿瘤的发病率呈全球化激增态势，尤其甲状腺癌已成为发病增长率最高的恶性肿瘤之一。在我国，甲状腺癌已成为 30 岁以下女性最常见的恶性肿瘤。对甲状腺癌手术仍是其首选的根治方法。然而，以往的开放手术不可避免地会给患者颈部留下明显的瘢痕，且存在术后颈前区麻木、异物感及吞咽联动的情况，影响术后的生活质量。随着大众爱美意识和隐私意识的增强，在保证手术彻底性、安全性的前提下，美容需求、功能保护也成为患者和医生更高的追求。

葛明华教授潜心于甲状腺肿瘤临床工作 30 余载，德高医精，治学严谨，外科技术精细娴熟，在国内外享誉盛名，可谓"刀尖上的舞蹈家"。郑传铭教授作为其团队中的后起之秀，锐意进取，开拓创新，开启腋窝腔镜技术的革新及推广之路，具有较大的影响力。葛明华教授团队多年来致力于甲状腺外科的创新与改进，于 2017 年在国内创导开展"无充气腋窝入路腔镜甲状腺手术"，提出了"葛－郑氏七步法"与"三推进"悬吊建腔法等手术规范，设计了具有自主知识产权的手术建腔设备，建立了我国无充气腔镜甲状腺外科体系。近年来，该术式已在全国 25 个省（自治区、直辖市）数百家医院得到推广与应用，受到广大医生及患者的好评。为了更加规范化、系统化地进行甲状腺外科治疗，我们迫切需要一本能够融科学性和实用性于一体的，能客观、全面、系统地介绍该术式的学术力作。

由郑传铭教授与葛明华教授共同主编的《无充气腋窝入路腔镜／机器人甲状腺外科学》，协同国内知名专家，结合文献数据及临床实践，从人体局部解剖腔镜下解剖、术中视野场景配合、手术空间体系构建、手术操作技巧、侧颈淋巴结清扫、功能保护等方面对无充气腋窝入路腔镜甲状腺外科解剖进行了系统全面的阐述；还着重对麻醉配合、机器人手术、并发症处理、术后护理、功能锻炼及技术模拟训练等内容进行了详尽的介绍。在百花齐放、百家争鸣的原则下，本书由国内甲状腺肿瘤界资深专家共同编撰，是集体智慧的结晶。

本书是一部优秀的学术专著，是无充气腋窝入路腔镜／机器人甲状腺外科手术的参考资料。我欣然为此专著作序并诚挚地推荐给甲状腺外科的各位同道们，并祝愿我国甲状腺肿瘤诊治事业百尺竿头，更进一步。

中国工程院院士

中国抗癌协会头颈肿瘤专业委员会前任主任委员

2024 年 5 月

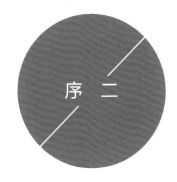

序 二

当今世界，以腔镜/机器人技术为代表的微创外科是外科发展的重点领域与方向，学者们不断研发新设备、开创新术式。同时，"错位发展，精准微创，问题导向，交叉融合"是许多医院发展"强专科"的指导思想，也是甲状腺外科近年发展的主线。随着甲状腺癌发病率的快速增长，以及患者对于美容、功能等生活质量需求的迫切，腔镜/机器人甲状腺手术近年来快速发展。甲状腺外科学者致力于在肿瘤根治的基础上，给患者带来术后更好的美容效果及更佳的生活质量。

"创新的前提是发现问题，解决问题的过程就是创新。"葛明华教授率领团队砥砺前行，长期致力于头颈外科功能保护及微创外科的发展，"不是为了技术而技术、为了科研而科研，所有的出发点是为了解决临床问题"，将微创外科的新理论、新观念、新技术贯彻到临床实践中去，在国内创新开展"无充气腋窝入路腔镜甲状腺手术"，提出了根治、美容和功能为一体的手术新体系。该术式经过短短 3 年的推广，已在国内，包括北京、上海、广州在内的 25 个省（自治区、直辖市）的大型三甲医院得到应用，获益的患者有数万例。事实证明，这是一项具有临床价值和符合精准治疗的外科技术。"追求唯美、追求卓越，永远要用挑剔的眼光看问题"，我们需要不断激发临床医生的创新潜能，期待有更多像葛明华教授团队一样出色的研究型临床科学家。

本书由葛明华、郑传铭教授团队与国内甲状腺外科权威专家共同撰写，从基础解剖到手术操作、从扶镜技巧到护理康复、从模拟训练到机器人手术、从颈淋巴结清扫到并发症处理，均有全方位、多角度的诠释，是一部无充气腋窝入路腔镜/机器人甲状腺外科学的综合性著作。本书的出版有利于广大甲状腺外科领域的同仁更好地开展该项技术，让该术式更好地惠泽甲状腺肿瘤患者。本书具有前沿性、科学性和实战性的特点，将成为甲状腺外科技术规范化、精准化推广应用的经典著作。

浙江大学医学院附属邵逸夫医院院长

中国医师协会外科医师分会微创外科医师委员会主任委员

2024 年 5 月

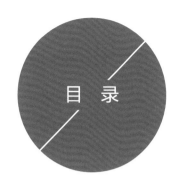

目　录

第1章 无充气腋窝入路腔镜甲状腺手术的发展历程与演进

1995年，Gangner教授首次将腔镜技术运用于甲状旁腺切除手术。1996年，意大利外科医生Hüscher首次开展腔镜下甲状腺腺叶切除术。经过20多年的历程，甲状腺腔镜手术已呈现出多种手术方式，可谓"百花齐放、百家争鸣"。目前，甲状腺腔镜手术主要有经胸乳入路、经腋窝入路、经口入路、经耳后发际入路、经双侧乳晕入路等多种路径。按照是否充入CO_2气体，将其分为充气和无充气的建腔方式。

无充气腋窝入路腔镜甲状腺手术（endoscopic thyroidectomy by gasless unilateral axillary approach，GUA）（以下简称"本术式"）是由韩国Chung教授于2004年首先报道开展的。2005年，韩国Tae教授对GUA进行了改进，发展为"无充气单侧腋窝入路或腋乳入路腔镜甲状腺手术"。经过10余年的临床历程，GUA取得了良好的临床疗效及美容效果，具有良好显露甲状腺及颈侧区和手术视野清晰的优势，是当今世界范围内开展病例数最多的颈外途径甲状腺手术术式。虽然GUA在行对侧甲状腺切除及解剖对侧喉返神经上具有一定的困难，但是对于一名经验丰富的外科医生来说，GUA可以实现双侧甲状腺全切除和双侧中央区淋巴结清扫手术。2007年，韩国Chung教授经腋窝入路运用达芬奇机器人进行甲状腺手术，并且经腋窝入路成为目前国际上运用达芬奇机器人手术系统进行甲状腺癌手术病例数最多的手术入路方式。我国中山大学孙逸仙纪念医院的黄晓明教授通过机器人开展了大量的无充气腋窝入路甲状腺手术，取得了良好的临床效果。

葛明华、郑传铭教授团队于2017年初在国内开展了GUA并进行了一系列的改良：设计了腋窝自然皱褶皮纹的美容切口，提出分步骤利用颈部肌肉自然间隙建腔及充分保护颈前功能区的微创理念，对建腔设备进行改进和创新，并设计出具有自主知识产权的手术空间体系构建设备，实现成果转化并商业化生产，在国际上首创"葛-郑氏七步法"和"三推进悬吊建腔法"等技术规范，在国内率先建立无充气腋窝入路腔镜甲状腺手术新体系，开辟了我国无充气腔镜甲状腺外科的新时代。葛明华、郑传铭教授团队不断探索并拓展该手术体系：2019年1月，在国内首次探索开展无充气腋窝入路颈侧区功能性颈淋巴结清扫术，顺利进行Ⅱa区、Ⅲ区、Ⅳ区、Ⅴ区的淋巴结清扫；同时，于2019年1月顺利开展无充气腋窝入路甲状旁腺腺瘤手术，临床实践证明在经腋窝入路侧方视野进行甲状旁腺手术具有手术操作和视角的极大优势；2019年3月，成功开展首例经单侧腋窝入路腔镜双侧甲状腺手术，并完成无充气经单侧腋窝入路腔镜下双侧甲状腺癌根治术。另外，该团队积极探索本术式的适应证：2021年应用无充气腋窝入路腔镜术式进行"胸廓入口综合征"患者的臂丛神经松解术；2023年初开展无充气腋窝入路腔镜下锁骨上臂丛神经鞘瘤切除术。

临床数据显示，开展本术式的肿瘤根治性与传统的开放手术一致，围手术期的并发症、手术时间、学习曲线等明显优于其他的腔镜术式，手术切口隐蔽美观，颈部功能保护的优势更加突出，更适用于我国的甲状腺癌患者。本术式让医生、患者和护士多方获益，是一个医生乐于开展、患者愿意接受、护士护理方便的手术方式。

目前，该手术体系已在包括北京、上海、广州在内的国内 25 个省（自治区、直辖市）的大型三甲医院得到推广与应用，获得了国内广大甲状腺外科医生及甲状腺患者的普遍认可和接受，成为国内主流的腔镜甲状腺术式。在国内同道的共同努力下，由我们团队葛明华教授领衔，联合国内专家，围绕开展该术式的中国经验和中国数据、技术与理念，总结文献及临床实践，撰写了首部关于腋窝入路腔镜甲状腺手术的专家共识，在第九届全国甲状腺肿瘤学术大会上进行了《无充气腋窝入路腔镜甲状腺手术专家共识（2022 版）》的发布，并将其发表于《中华内分泌外科杂志》。术式内容被写入了由高明教授、葛明华教授共同主编的，由人民卫生出版社出版的《甲状腺肿瘤学》中。

随着术式得到广泛的推广，国内学者继续拓展及创新，如：南方医科大学南方医院的雷尚通教授将"系膜理论"应用于无充气腔镜甲状腺手术中，并提出"后入路"和"五沉法"等手术操作方法；四川省肿瘤医院的李超教授总结"无充气腔镜甲状腺癌手术六步法"的操作方法，并成功开展全球首例无充气腋窝入路腔镜下颌下腺肿瘤手术；湖南省人民医院的张超杰教授提出"马王堆三步法"，即经单侧腋窝入路无充气腔镜双侧甲状腺癌手术方法；四川大学华西医院的魏涛教授通过临床队列研究，用研究数据事实证明无充气腔镜经腋窝入路行单侧甲状腺手术具有绝对的优势及极高的性价比，是单侧甲状腺肿瘤手术的首选术式；哈尔滨医科大学附属第二医院的石臣磊教授设计了专用的术后辅助肩带，利于患者术后管理；浙江省人民医院头颈外科的金艾香护士长带领护理团队设计颈部康复操，通过康复锻炼，促进患者术后康复等。

本书将从无充气腋窝入路腔镜甲状腺手术的开展历程，国内对本术式的创新和改进，解剖学基础，建腔体系设备的研发与医工转化，手术适应证、禁忌证、术前准备、手术视野的配合、术中及术后配合与管理，甲状腺切除及淋巴结清扫的技术要点、难点，以及腋窝入路机器人手术、术后并发症的处理、术后康复及随访管理等进行全方位、多角度的阐述；最后还介绍了腔镜甲状腺手术的模拟训练课程。

（郑传铭　殷德涛　葛明华）

参考文献

高明，葛明华.甲状腺肿瘤学.北京：人民卫生出版社，2018.

葛军娜，魏志刚，雷尚通，等.无充气腋窝入路内镜甲状腺系膜切除术.中国实用外科杂志，2021，41（12）：1434-1436.

葛军娜，余诗桐，雷尚通，等.经腋窝后入路无充气腔镜甲状腺系膜切除术"五沉法".中国普通外科杂志，2023，32（5）：718-723.

葛明华，张大宏，牟一平.肿瘤微创手术学.厦门：厦门大学出版社；杭州：浙江大学出版社，2022.

郭海巍，徐加杰，葛明华，等.无充气腋窝入路腔镜手术结合神经探测技术对甲状腺上极周围结构和功能保护的研究.中国普外基础与临床杂志，2023，30（2）：142-147.

胡啸天，忻莹，郑传铭，等.无充气腋窝入路完全腔镜甲状腺手术的"三推进"悬吊建腔法.浙江大学学报（医学版），2021，50（6）：694-700.

李秀萍，俞红梅，徐志伟，等.改良无充气经腋窝腔镜甲状腺手术治疗甲状腺微小乳头状癌的疗效分析.中华内分泌外科杂志，2021，15（3）：273-277.

陆东宁，徐加杰，郭海巍，等.无充气腋窝入路腔镜下双侧甲状腺手术初步体会.中华内分泌外科杂志，2022，16（4）：401-405.

王慧玲，武亚琴，张超杰，等.无充气单侧腋窝入路全腔镜甲状腺双侧叶全切除术对侧处理改进三步法（附视频）.中国普通外科杂志，2024，33（5）：732-741.

王佳峰，徐加杰，蒋烈浩，等.无充气腋窝入路完全腔镜下甲状腺癌根治术对术后颈部功能影响的初步研究.中华内分泌外科杂志，2021，15（1）：10-14.

王晓明，张文新，张攀攀，等.经腋窝入路无充气腔镜甲状腺手术10例临床效果观察.肿瘤学杂志，2021，27（5）：416-417.

徐加杰，张李卓，张启弘，等.无充气经腋窝腔镜甲状腺手术的临床应用.中华耳鼻咽喉头颈外科杂志，2020，55（10）：913-920.

徐加杰，郑传铭，张怡宁，等.无充气经腋窝腔镜甲状腺乳头状癌侧颈部淋巴结清扫的临床应用.中华内分泌外科杂志，2023，17（1）：5-10.

郑传铭，毛晓春，王佳峰，等.无充气腋窝入路完全腔镜下甲状腺癌根治术效果初步评价初期体会.中国肿瘤临床，2018，45（1）：27-32.

郑传铭，徐加杰，蒋烈浩，等.无充气腋窝入路完全腔镜下甲状腺叶切除的方法——葛-郑氏七步法.中国普通外科杂志，2019，28（11）：1336-1341.

郑传铭，徐加杰，王佳峰，等.无充气腋窝入路腔镜甲状腺手术的进展与展望.中国普外基础与临床杂志，2021，28（10）：1266-1269.

CHUNG Y S，CHOE J H，KANG K H，et al. Endoscopic thyroidectomy for thyroid malignancies：

comparison with conventional open thyroidectomy. World J Surg, 2007, 31（12）: 2302–2306.

TAE K, JI Y B, CHO S H, et al. Initial experience with a gasless unilateral axillo–breast or axillary approach endoscopic thyroidectomy for papillary thyroid microcarcinoma: comparison with conventional open thyroidectomy. Surg Laparosc Endosc Percutan Tech, 2011, 21（3）: 162–169.

ZHENG G B, XU J J, WU G C, et al. Transoral versus gasless transaxillary endoscopic thyroidectomy: a comparable study. Updates in Surgery, 2021, 74（1）: 295–302.

ZHANG W C, LU D N, XU J J, et al. Clinical application of endoscopic surgery using a gasless unilateral transaxillary approach in the treatment of primary hyperparathyroidism. Front Surg, 2022, 9: 962463.

ZHOU Y Q, CAI Y C, LI C, et al. Gasless transaxillary endoscopic thyroidectomy for unilateral low–risk thyroid cancer: Li's six–step method. Gland Surg, 2021, 10（5）: 1756–1766.

ZHOU Y Q, SHUI C Y, LI C, et al. The updated surgical steps of gasless transaxillary endoscopic thyroidectomy with neck level and region orientation for thyroid cancer. Front Oncol, 2024, 10（14）: 1377878.

第 2 章　本术式的解剖学基础

2.1 经腋窝入路的解剖体表标志、投影及相关解剖

2.1.1 腋窝与腋纹

1. 腋窝

腋窝是上臂和躯体侧壁交汇的凹陷部分，由一顶、一底和四壁围成。GUA 仅涉及其前内侧壁，不涉及有重要的血管、神经、淋巴管及淋巴结等结构的腋窝顶、腋窝底（图 2-1、图 2-2）。

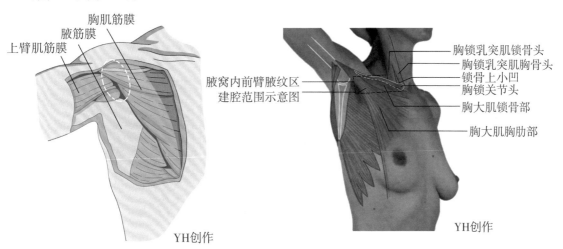

图 2-1　腋窝。虚线圈为局部腋窝区域　　　　图 2-2 腋窝及其体表标志投影示意

2. 腋纹

腋纹，即腋窝皮纹，属于自然皮肤皱褶纹路，隐蔽且附有腋毛。上臂外展时常见腋窝主皮纹 1~3 条，第 Ⅰ、Ⅱ 主皮纹往往出现于腋窝内前壁，随年龄的增长，愈加明显并出现副皮纹。上臂外展位时经腋窝皮纹手术入路，常选择第 Ⅰ 或第 Ⅱ 主皮纹。左右无明显差别（图 2-3、图 2-4）。

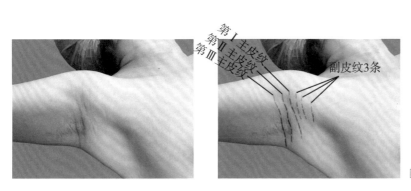

图 2-3　右侧腋纹示意

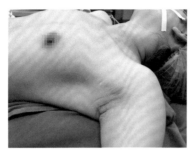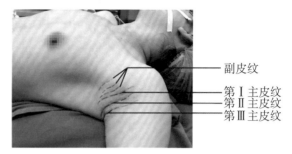

副皮纹

第 I 主皮纹
第 II 主皮纹
第 III 主皮纹

图 2-4 左侧腋纹示意

3. 临床意义

腋窝区域隐蔽，皮肤松弛，自然皮纹深长，顺皮纹切口一般不会产生瘢痕。

2.1.2 胸线与腋线

1. 胸线（图 2-5）

（1）前正中线：通过胸骨正中的垂直线。

（2）胸骨（旁）线：沿胸骨边缘与前正中线平行的垂直线。

（3）锁骨中线：通过锁骨的肩峰端与胸骨端的中点与前正中线平行的垂直线。

2. 腋线（图 2-6）

（1）腋前线：经腋前襞与胸壁相交处所作的垂直线。

锁骨中线
胸骨（旁）线
前正中线

YH创作

图 2-5 胸线

（2）腋后线：经腋后襞与胸壁相交处所作的垂直线。

（3）腋中线：经腋前线和腋后线的中点所作的垂直线。

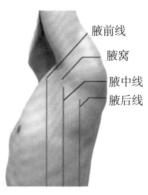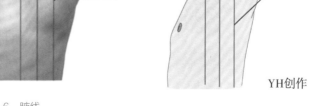

腋前线
腋窝
腋中线
腋后线

腋窝区域
腋前线
腋中线
腋后线

YH创作

图 2-6 腋线

3.临床意义

胸线、锁骨线、腋线是勾勒手术切口及范围的重要的体表标志。腋纹切口与腋前线的交点是腋纹皮肤切口上限的重要的参考标志，将腋窝皮纹切口尽量按与腋前线平行方向牵拉解剖，即可暴露胸大肌外侧缘，沿胸大肌肌筋膜以表指向锁骨内 1/3 并锐性分离。不可向腋中线、腋窝底方向解剖。

2.1.3 锁骨、胸锁乳突肌、锁骨上小凹、颈外静脉的体表投影

1.锁骨

锁骨在体表清晰可见，其内侧 1/3 区域有重要的临床解剖意义。具体描述详见相关章节。

2.胸锁乳突肌

胸锁乳突肌胸骨头、锁骨头详见相关章节。

3.锁骨上小凹

详见相关章节。

4.颈外静脉的体表投影

体表投影为下颌角与锁骨中点间连线。该静脉下部于锁骨上缘、胸锁乳突肌后缘中下 1/4 左右经其深面汇入锁骨下静脉。

5.临床意义

颈外静脉于胸锁乳突肌后缘汇入点是手术建腔的上外界标志之一（图 2-7、图 2-8）。

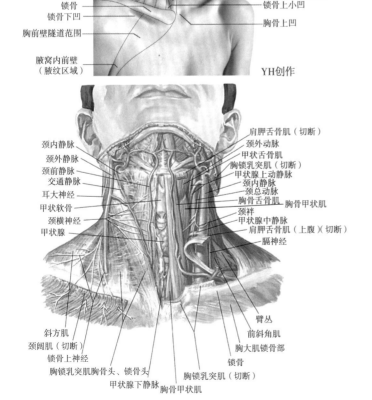

图 2-7 颈外静脉体表标志投影示意

图 2-8 右侧颈外静脉与胸锁乳突肌锁骨头的关系示意

2.1.4 颈部甲状腺手术相关的其他解剖标志及投影

1. 舌骨（图2-9）

2. 甲状软骨的解剖及临床意义

（1）甲状软骨的解剖：甲状软骨在舌骨的下方，两侧甲状软骨板前缘在正中线上方形成喉结。喉结上缘有上切迹。

（2）临床意义：甲状软骨上缘平第4颈椎，颈总动脉分叉及颈外动脉甲状腺上动脉在此平面发出。甲状软骨下角及环甲关节是定位喉返神经入喉的重要标志之一，喉返神经恒定于环甲关节后下缘入喉。

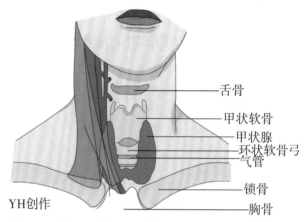

图2-9 舌骨、甲状软骨、环状软骨、气管等体表投影

3. 环状软骨的解剖及临床意义

（1）环状软骨的解剖：环状软骨在甲状软骨下方，平第6颈椎，借环甲韧带（环甲正中韧带）与甲状软骨相连。

（2）临床意义：于环状软骨平面有该入路手术相关的深部结构。①交感干的颈中神经节。②咽与喉分别与食管和气管相连。③定位环甲肌及环甲膜的位置，定位甲状腺锥叶及喉前淋巴结的部位。

4. 胸骨上窝的体表投影（图2-10）

（1）胸骨上窝的解剖：由胸骨上缘、气管下方和两侧胸锁乳突肌胸骨部内侧缘构成。

（2）临床意义：确定颈段气管中线。

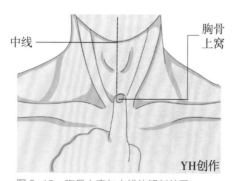

图2-10 胸骨上窝与中线的解剖关系

2.2 关于颈部的筋膜、锁骨上神经的解剖

2.2.1 颈浅筋膜

（1）颈浅筋膜：为疏松的筋膜，内含皮肌、皮静脉、皮神经、淋巴结。

（2）颈浅筋膜皮肌：为颈阔肌，薄且覆盖广泛。上至面部，下至第二肋平面，越过锁骨和下颌骨浅面的全长，颈正中线和颈前三角下部未被此肌覆盖。颈浅筋膜内的皮神经和皮静脉均行于颈阔肌深面的脂肪结缔组织，该肌因此成为颈浅筋膜这一层次的重要标志。

2.2.2 锁骨上神经

（1）锁骨上神经的解剖：起于C3、C4 神经。自胸锁乳突肌后缘中点，向后下方走行，行于颈阔肌深面脂肪结缔组织，达锁骨上缘附近，穿颈阔肌及皮下，分为内、中、外三支，分布于颈下部、胸上部和肩部皮肤（图 2-11、图 2-12）。

（2）临床意义：在手术建腔的过程中应保持好边界及深浅度，紧沿胸大肌表层筋膜进行锐性分离，将伴有锁骨上神经的脂肪结缔组织层完整保留在"天花板"，形成"天黄地红"的状况，使锁骨下肌皮神经的损伤降至最低程度。在锁骨头外侧界下部，有锁骨上神经及其分支毗邻颈外静脉汇入点穿出，应仔细辨认，勿使其损伤，避免术后胸上部皮肤麻木。

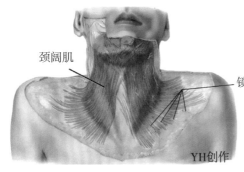

图 2-11　颈阔肌及其锁骨上神经

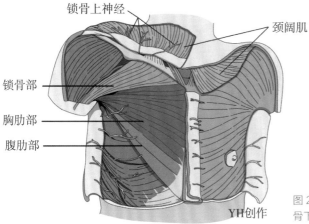

图 2-12　锁骨上神经（按支配部位，又称锁骨下肌皮神经）

2.2.3 颈深筋膜

（1）颈深筋膜浅层：亦称封套筋膜（图2-13）。其围绕斜方肌、胸锁乳突肌，于颈阔肌深面与对侧愈合。上方附着于枕骨上项线、乳突及下颌骨下方；下方附着于肩峰、锁骨及胸骨柄；后方附着于颈韧带及第7颈椎棘突。该筋膜包绕胸锁乳突肌和斜方肌，形成两个肌鞘；包绕腮腺和颌下腺，形成两个腺体筋膜鞘，在胸骨和锁骨上分为两层，形成两个间隙。封套筋膜围绕整个颈部形成一个封闭式的筒鞘状结构，筑成了颈部诸器官活动的基本环境，成为保护颈部诸脏器的第一道防线。

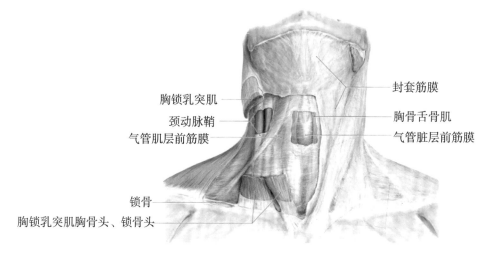

图2-13 颈深筋膜浅层示意图

（2）颈深筋膜中层：即气管前筋膜（颈内脏筋膜）。其紧贴舌骨下肌群后方，并与其筋膜相愈合，包绕甲状腺及气管，向上附于环状软骨弓、甲状软骨及舌骨，向下延续至心包纤维膜。颈内脏筋膜分两部分。

1）颈动脉鞘：是颈筋膜在颈部大血管和迷走神经周围形成的血管神经束鞘。上至颅底，下续纵隔。鞘内包绕颈总动脉、颈内动脉、颈内静脉、迷走神经等。

2）内脏筋膜：包绕气管、食管和甲状腺，形成一个内脏鞘总鞘，即第二封套，筑成保护脏器的第二道防线；并伸入气管、食管和甲状腺间，分别形成气管、食管和甲状腺鞘。

（3）颈深筋膜深层：即椎前筋膜（图2-14）。此层较中层厚，为经颈动脉鞘之后，椎前肌与斜角肌的前方、颈部椎前肌的肌外衣。

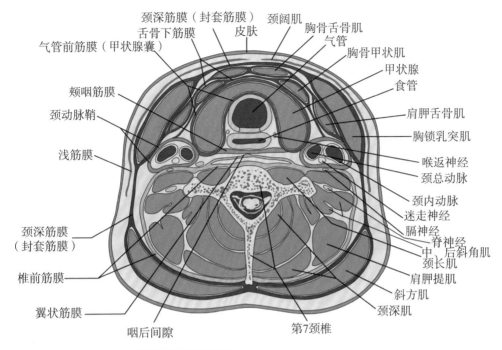

图 2-14　各层筋膜横断面示意图

2.2.4 胸大肌、锁骨、胸锁关节、胸锁乳突肌

1. 胸大肌

胸大肌（图 2-15）分锁骨部、胸肋部及腹肋部。

（1）锁骨部：起于锁骨内侧半段，止于肱骨大结节嵴（锁骨部和腹部肌束上下交叉处）。肌腹呈扇形，向外上集中呈"U"形扁腱止于大结节嵴（结节间沟外侧唇）。 血供主要来自胸肩峰动脉的胸肌支和胸廓内动脉的穿支。

（2）胸肋部：起于胸骨和上位 1~6 肋软骨，止点与锁骨部相同。

（3）腹肋部：本手术不涉及，略。

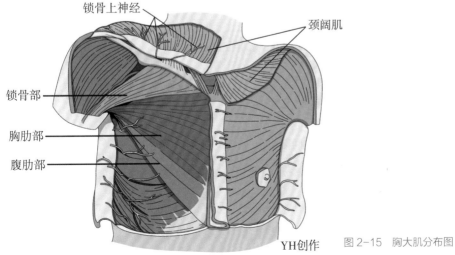

YH创作　　图 2-15　胸大肌分布图

临床意义有：

（1）建腔隧道均于胸大肌锁骨部及第一胸肋部的肌膜表面操作，术中应保持胸大肌肌膜的完整性。

（2）锁骨部与胸肋部肌纤维间有一明显沟状界限，向内侧指向同侧胸锁关节下缘，是建腔时的重要指向性解剖标志之一。

2. 锁骨

锁骨为连接肩胛骨与胸骨的"S"形细长骨，横架于胸廓前上方，位于皮下，全长均可被触摸并被标记。锁骨内侧钝圆为胸骨端，它与胸骨柄的锁切迹相连，形成胸锁关节。外侧端扁宽，为肩峰端，它与肩胛骨的肩峰相连，形成肩锁关节。胸大肌发达的体壮者的"S"形状表现得更加典型，使其内侧段表现明显凸起，从而影响操作。锁骨内侧尤其内 1/3 段是该期建腔指引方向极其重要的体表标志，术前应对其做好标记（图 2-16、图 2-17）。

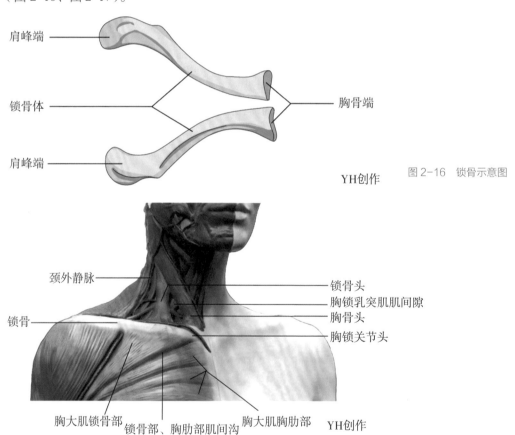

图 2-16　锁骨示意图

图 2-17　锁骨及其肌肉示意图

3. 胸锁关节

锁骨内侧钝圆，为胸骨端，它与胸骨柄的锁切迹相连，形成胸锁关节。双侧胸锁关节及胸锁乳突肌锁骨头下份间的凹陷为胸骨上窝。体表均可被扪及并被标记。

临床意义有：

（1）锁骨中点与颈外静脉及胸锁乳突肌外侧缘的关系密切，是其重要的标志投影，其与腋窝皮纹切口上端连线常作为该部分建腔的上界标记。

（2）胸锁关节是本术式界定下界及引导建腔的重要的体表标志，其与腋窝皮纹切口下端的连线大致对应于胸大肌锁骨部与胸肋部肌间沟，是该期建腔指向性的重要标志之一。

4. 胸锁乳突肌

（1）胸锁乳突肌：位于颈阔肌深层，颈部两侧。其起自胸骨柄前面胸骨头和锁骨内侧的锁骨头，二部在锁骨上方汇合形成锁骨上小凹后斜向后上方，止于乳突浅面。由于位置表浅，肌紧张并偏头时可获取其前后缘标记线及锁骨上小凹标记线（图 2-18）。

（2）因胸锁乳突肌的起点不同，将其分为胸骨头和锁骨头两部分。

1）胸骨头：起于胸骨柄前面，近锁骨部分呈近圆锥型，肌纤维方向由中线斜行向后外上乳突走行。在本术式体位下，几乎与胸锁关节头平面平行，甚至略高。

2）锁骨头：起于锁骨的内 1/3 段胸骨端偏后缘，可分 2~3 个肌纤维亚束，起始部呈扁平状，肌纤维方向由锁骨胸骨端近垂直向后上走行。平卧状况下，其附着部明显低于锁骨头的平面水平。

（3）锁骨上小凹：胸锁乳突肌二头始于胸骨柄上缘和锁骨胸骨端。胸锁乳突肌二头于其下份形成的小三角凹陷，位于锁骨内 1/3 上方。其内侧为胸锁乳突肌锁骨头外侧缘，外侧为锁骨头内侧缘。该间隙含有肌间脂肪结缔组织，又称为肌间淋巴结缔组织。

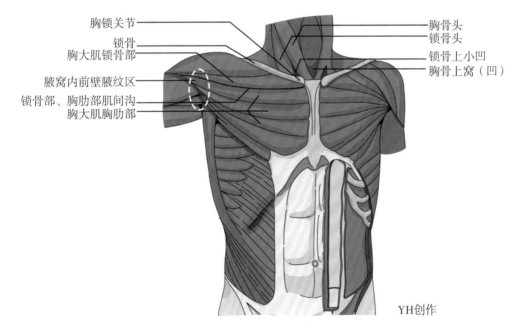

图 2-18　右上肢外展状况下胸锁乳突肌与锁骨的关系

临床意义有：

（1）胸锁乳突肌肌间隙入路是无充气腋窝入路腔镜甲状腺手术的核心技术之一。胸锁乳突肌肌间隙对应的体表标志就是锁骨上小凹。

（2）胸骨部、锁骨部起点肌纤维的不同平面和肌纤维的不同方向是腔镜术中寻找胸锁乳突肌肌间隙最为重要的方法之一。也可术前于锁骨上小凹行美兰标记，以便于术中寻找该肌间隙。

（3）左侧锁骨头深面是颈总动脉，锁骨头内侧缘深面是颈内静脉，外侧缘中下有颈外静脉汇入；右侧胸骨头深面有头臂干分叉部，锁骨头内侧缘深面是颈内静脉，外侧缘中下有颈外静脉汇入。

2.3 本术式涉及的特殊筋膜间隙

（1）颈浅筋膜与胸大肌肌膜间隙：详见相关章节。

（2）胸锁乳突肌肌间隙：详见相关章节。

（3）颈前带状肌肌间筋膜：以肩胛舌骨肌上腹为中心的第一层颈前带状肌。详见相关章节。

（4）颈动脉鞘筋膜与胸骨甲状肌间的筋膜：详见相关章节。

（5）胸骨甲状肌与甲状腺间隙：详见相关章节。

（6）气管前间隙：位于气管前筋膜与颈深筋膜浅层之间，内含甲状腺最下动脉、头臂干、左头臂静脉、甲状腺下静脉、甲状腺奇静脉丛、颈段胸腺，是颈部最危险的局部区域。详见相关章节。

（7）环甲间隙：详见相关章节。

2.4 颈前带状肌及舌下神经降支的解剖

仅表述与本术式相关的舌骨下肌群及相关结构。

2.4.1 颈前带状肌

颈前带状肌位于颈前部，在舌骨下方正中线的两旁，居喉、气管、甲状腺的前方，共两层四对。有胸骨舌骨肌、胸骨甲状肌、甲状舌骨肌、肩胛舌骨肌。本节仅介绍手术相关的颈前带状肌（图 2-19）。

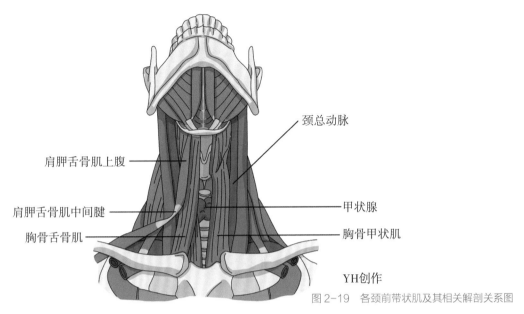

颈总动脉

肩胛舌骨肌上腹

肩胛舌骨肌中间腱

胸骨舌骨肌

甲状腺

胸骨甲状肌

YH创作

图 2-19　各颈前带状肌及其相关解剖关系图

1. 浅层带状肌

（1）胸骨舌骨肌：为薄片带状肌，在颈部正中线的两侧。

（2）肩胛舌骨肌：分为上腹、下腹，由位于胸锁乳突肌下部深面、颈内静脉表面的中间腱相连。上腹位于胸骨舌骨肌外侧，下腹接中间腱位于颈侧区，为细长带状肌。

2. 深层带状肌

（1）胸骨甲状肌

胸骨甲状肌位于胸骨舌骨肌及肩胛舌骨肌上腹深面，是甲状腺手术时辨认层次的重要标志。其起于胸骨柄、第 1 肋后面，止于甲状软骨斜线。深面是气管前筋膜及甲状腺，受颈袢（C1、C2、C3）支配，起下拉甲状软骨的作用。

（2）肩胛舌骨肌上三角为无充气拉钩所形成，是该手术特有的解剖标志。术野中呈不规则近等边三角形，上边为胸锁乳突肌胸骨头、胸骨甲状肌上份外侧缘，前下为肩胛舌骨肌上腹，后下边为胸锁乳突肌锁骨部内侧缘及颈内静脉，三角内为咽缩肌、甲状腺上极、上极血管及喉上神经。

2.4.2 颈　袢

1. 颈袢的组成

（1）颈袢由 C1、C2、C3 神经前支的纤维组成，分颈袢上根及颈袢下根（图 2-20）。

1）颈袢上根：又称舌下神经降支。C1 神经前支的部分纤维随舌下神经走行，在颈动脉三角内离开舌下神经，沿颈内动脉及颈总动脉浅面下行。

2）颈袢下根：C2、C3 神经前支的纤维经过颈丛联合发出降支，沿颈内静脉深面下行。

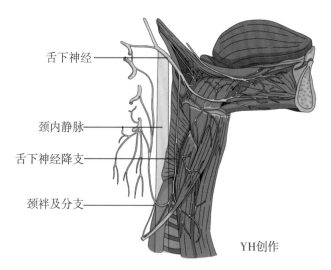

舌下神经

颈内静脉

舌下神经降支

颈袢及分支

YH创作

图 2-20 颈袢与颈内静脉、颈前带状肌解剖关系的示意图

2. 临床意义

颈袢上根、下根在肩胛舌骨肌中间腱上缘，适平环状软骨弓处，在颈动脉鞘浅面或鞘内汇合成颈袢；自颈袢发出分支来支配肩胛舌骨肌上腹、胸骨舌骨肌、胸骨甲状肌及肩胛舌骨肌下腹。本术式将颈鞘于两层颈前带状肌中下部分离，会造成部分颈袢肌支的暂时性离断损伤。但本术式为颈前带状肌层面下操作，不损伤颈前带状肌的上份神经分支，不损伤带状肌中线，不损伤下袢对肩胛舌骨肌下腹的神经分支，其上袢的上部分神经分支、肩胛舌骨肌下腹下袢神经分支代偿性生长及对侧带状肌联动代偿均可获得支配恢复。经腋窝入路腔镜甲状腺手术后，均未见患者有吞咽运动时双侧颈前带状肌不对称联动及喉气管偏斜等症状出现。

2.5 颈动脉鞘的解剖

2.5.1 颈动脉鞘的解剖及所含的重要结构

1. 颈动脉鞘的解剖

颈动脉鞘是颈深筋膜中层在颈部大血管和迷走神经周围形成的血管神经束鞘；上至颅底，下连纵隔；向内与颈前带状肌尤其是胸骨甲状肌筋膜有延续。

2. 颈动脉鞘所含的重要结构

（1）颈内静脉

在颈动脉鞘内，其位于颈内动脉和颈总动脉外侧，大部分被胸锁乳突肌所掩盖。本术式仅涉及其甲状腺上静脉和甲状腺中静脉属支，在解剖颈鞘与胸骨甲状肌间隙、胸骨甲状肌与甲状腺前外侧缘层面时，甲状腺中静脉可成为层面辨认的重要的解剖结构，需精细解剖以避免出血（图 2-21）。

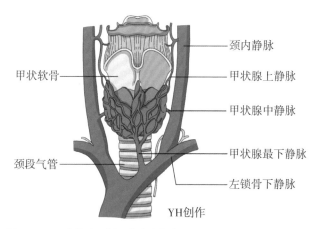

图 2-21　颈内静脉及其甲状腺上静脉、中静脉的解剖关系

（2）颈总动脉

两侧的颈总动脉均经胸锁关节后方走行至甲状软骨上缘水平时，分为颈内动脉和颈外动脉。两侧的体表投影线上端均起自下颌角与乳突尖连线的中点，右侧为至胸锁关节，左侧为至锁骨上小窝的连线。颈总动脉内侧与甲状腺中下份的间隙是寻找甲状腺下动脉的重要标志的部位（图 2-22）。

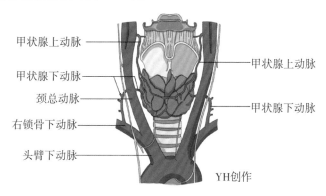

图 2-22　颈总动脉与甲状腺下动脉的解剖关系

1）甲状腺上动脉

甲状腺上动脉由颈外动脉分出，主干下行于甲状腺上极而分成前后两支，后支常与甲状腺下动脉上行支吻合并参与上甲状旁腺血供。同时，其与喉上神经外支形成密切的关系。

2）甲状腺下动脉

甲状腺下动脉由锁骨下动脉甲颈干分出，在第 6 颈椎平面，在颈动脉鞘与椎血管之间弯向内下，近甲状腺侧叶下极再弯向上内，至侧叶后面分为上下支，分布于甲状腺、甲状旁腺、气管和食管等。

（3）迷走神经

迷走神经行于颈动脉鞘内，位于颈内动脉、颈总动脉与颈内静脉之间的后方。

1）喉上神经

喉上神经在颈内、外动脉的内侧与咽中缩肌之间，在平舌骨大角平面分为内、外两支；内支弯向前下，伴喉上动脉穿甲状舌骨膜入喉，司声门裂以上喉黏膜的感觉；外支伴甲状腺上动脉，沿咽下缩肌表面下降，支配咽下缩肌和环甲肌。颈心支沿颈总动脉表面下降入胸腔，参与心丛的组成。

2）喉返神经

喉返神经为迷走神经的分支。左喉返神经勾绕主动脉弓，右喉返神经勾绕右锁骨下动脉，两者均沿气管与食管之间的沟内上行，至咽下缩肌下缘、环甲关节后方进入喉内。本术式入路容易解剖和显露喉返神经，常用的定位方式为：于颈总动脉与甲状腺中下部间隙解剖寻找甲状腺下动脉。右侧常规于下动脉下方1cm左右即可显露喉返神经从颈总动脉深面返出处；左侧同样于甲状腺下动脉下方或2级血管分叉周围寻找显露。

图2-23为颈部血管与甲状腺解剖的关系。

图2-24为迷走神经及其分支、甲状腺上下动脉背面观的解剖关系。

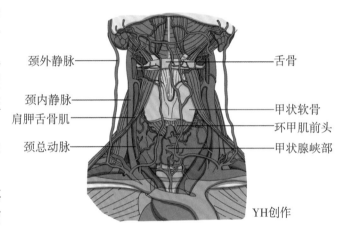

图2-23　颈部血管与甲状腺解剖的关系

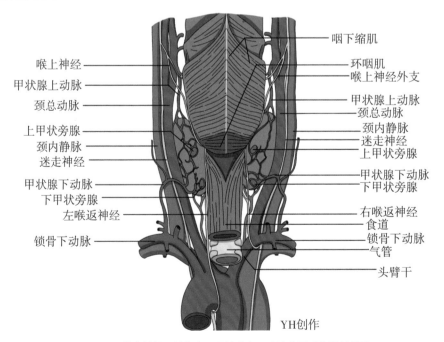

图2-24　迷走神经及其分支、甲状腺上下动脉背面观的解剖关系

（4）Galen's 神经吻合支

Galen's 神经吻合支由喉返神经末梢与下降走行的喉上神经外枝末梢交汇融合，形成吻合分支。两条神经汇合后共同进入喉部诸肌内，这部分肌肉集中于部分甲杓肌和部分环构侧肌。喉返神经与颈交感干中结吻合支也归属为 Galen's 神经。

2.6 甲状腺形态及其特殊解剖

2.6.1 甲状腺的常规解剖

如图 2-25 所示，甲状腺位于甲状软骨下方、气管的两侧，中间由峡部相连。其形如 "H"，棕红色，分左右 2 个侧叶。两侧叶贴附在喉下部和气管上部的外侧面，上达甲状软骨中部，下抵第 6 气管软骨处，峡部多位于第 2 至第 4 气管软骨的前方，有的不发达。自峡部向上伸出一个锥状叶，长短不一，长者可达舌骨。这就是锥叶及喉前淋巴结的清扫切除上界需达舌骨水平的解剖学依据。甲状腺形态尚有不少的解剖变异（图 2-26）。

甲状腺由内外两层被膜包裹：外层为外科被膜，内侧为固有被膜。两层被膜间有甲状旁腺、甲状腺动静脉及淋巴、神经等结构。甲状腺靠外科被膜固定在气管和环状软骨上，左右两侧叶上极内侧的悬韧带将其悬吊于环状软骨上。故吞咽时腺体随之上下移动。

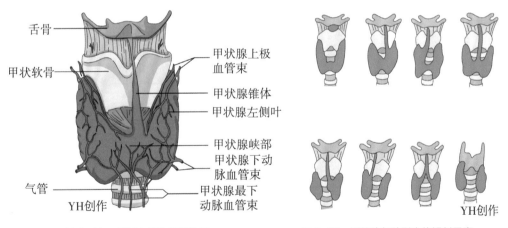

图 2-25　甲状腺形态、局部血管的解剖关系　　　图 2-26　甲状腺各种形态的解剖示意

2.6.2 甲状腺腺叶切除的特殊的解剖标志及意义

1. 甲状腺悬韧带

甲状腺悬韧带为 Berry 韧带。甲状腺腺叶后内方通过坚韧的筋膜韧带将其固定于环状软骨与气管前外侧。喉返神经基本走行于该韧带后外侧，两者的关系极其密切，血管丰富，是腺叶全切时最易损伤喉返神经的地方（图 2-27）。

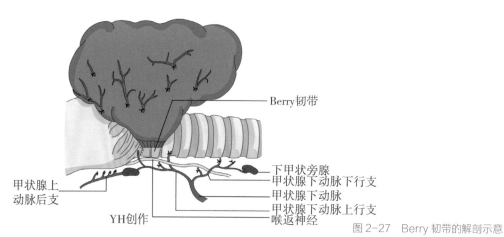

图 2-27　Berry 韧带的解剖示意

Berry韧带

下甲状旁腺
甲状腺下动脉下行支
甲状腺下动脉
甲状腺下动脉上行支
喉返神经

甲状腺上
动脉后支

YH创作

2. 祖氏（Zuckerkandl）结节

祖氏（Zuckerkandl）结节是甲状腺后外侧结节样突起，多位于甲状软骨下角下方。该结节与喉返神经关系密切，如图 2-28 所示，两者有两种关系模式，左右侧在正常的情况下无明显的差异性。

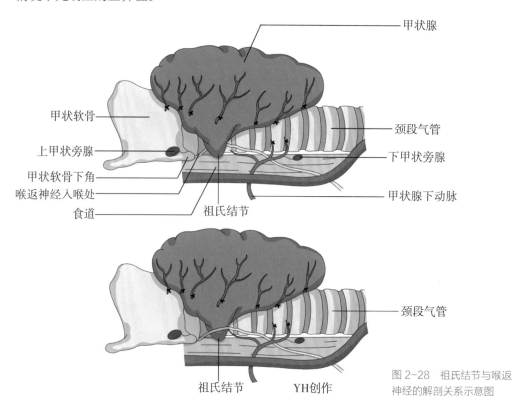

甲状腺

甲状软骨
上甲状旁腺
甲状软骨下角
喉返神经入喉处
食道

颈段气管
下甲状旁腺
甲状腺下动脉

祖氏结节

颈段气管

祖氏结节　　YH创作

图 2-28　祖氏结节与喉返神经的解剖关系示意图

（1）结节覆盖喉返神经，即喉返神经从结节深面穿过，多数在此分成前后两支，于甲状软骨下后缘处入喉。此种形式是常见的。

（2）结节突入于气管和神经之间，即喉返神经从结节浅面通过。该形式是相对少见的。

2.7　甲状腺上极血管与喉上神经的解剖

2.7.1　甲状腺上极血管

详见颈动脉的相关章节。

2.7.2　喉上神经

喉上神经分内支和外支。本节主要描述仅涉及的喉上神经外支。

喉上神经外支属于混合神经，其支配环甲肌、咽下缩肌、环咽肌的运动，部分声门前区和声门下区感觉。

在发声过程中，喉上神经外支通过支配环甲肌运动来实现对声带紧张度的控制，一旦有损伤，会出现声带紧张度下降，无法支配和控制高音，发声易疲劳。该神经又称为 Amelita Galli-Curci（阿米丽塔·加丽-库尔奇）神经，为纪念这位著名的花腔女高音歌唱家因甲状腺手术损伤喉上神经外支失去了高音能力而命名。

手术时需要识别环甲间隙（图 2-29），分清楚咽缩肌及环甲肌（斜头和直头）。对甲状腺上动脉进行二级以上分支血管的识别和解剖，这样才能最大限度地解剖和保护好喉上神经外支。

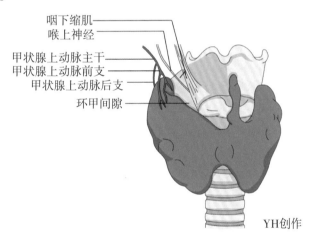

图 2-29　环甲间隙的常规示意

经腋窝入路手术为侧方入路，综合亚洲各国报道来进行平均测算，常见的喉上神经与甲状腺上极血管的关系如图 2-30 所示，分四种关系。可见紧贴甲状腺上极并对其上极血管的 2~3 级分支血管进行"脱帽"解剖处理是防止喉上神经外支损伤的关键。

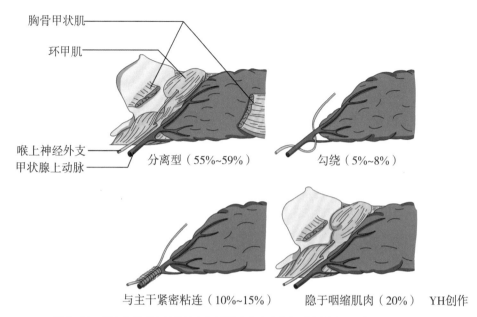

图 2-30　侧方入路喉上神经外支与甲状腺上动脉的各种比例关系示意

2.7.3《甲状腺及甲状旁腺术中喉上神经外支保护与监测专家共识（2017 版）》中的几种分型

喉上神经外支更为细小，直径约为 0.8mm，常走行于以胸骨甲状肌为上边，咽下缩肌及环甲肌为侧边，甲状腺上极为下边构成的"胸骨甲状肌与喉部三角"内，于胸骨甲状肌深面下降，于咽下缩肌表面至环甲肌外上部进入环甲肌，含特殊内脏运动纤维支配环甲肌，因其走行贴近甲状腺上极血管，从而导致其在甲状腺手术中容易受到损伤，发生率为 5.06%~9.38%。

由于喉上神经外支走行变异大，根据其与甲状腺上极以及甲状腺血管的相对位置关系，产生了诸多的分类方法。

1. Cernea 分型：研究基于对尸体的解剖（图 2-31）

- 1 型：占 60%，喉上神经外支与甲状腺上极血管交叉点距甲状腺上极 > 1cm；
- 2A 型：占 17%，喉上神经外支与甲状腺上极血管交叉点距甲状腺上极 ≤ 1cm；
- 2B 型：占 20%，喉上神经外支与甲状腺上极血管交叉点在甲状腺上极以下；
- NⅠ型：占 3%，喉上神经外支无法定位。

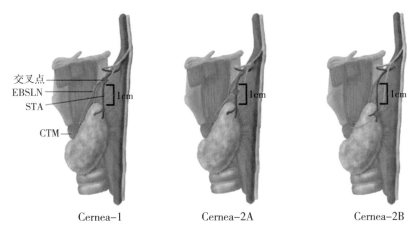

图 2-31　Cernea 分型示意

（EBSLN 为喉上神经外支，CTM 为环甲肌，STA 为甲状腺上动脉）

2. Kierner 分型：研究基于对尸体的解剖（图 2-32）

- 1 型：占 42%，喉上神经外支与甲状腺上极血管交叉点距甲状腺上极 > 1cm；
- 2 型：占 30%，喉上神经外支与甲状腺上极血管交叉点距甲状腺上极 ≤ 1cm；
- 3 型：占 14%，喉上神经外支与甲状腺上极血管交叉点距甲状腺上极以下；
- 4 型：占 14%，喉上神经外支走行于甲状腺上极血管背侧直达环甲肌。

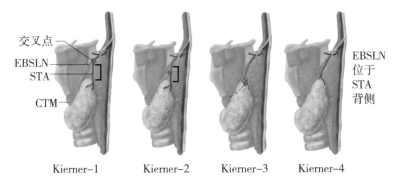

图 2-32　Kierner 分型的示意图

3. Friedman 分型：研究基于对尸体及手术过程中（图 2-33）

分型系统基于喉上神经外支与咽下缩肌的位置关系。

- 1 型：占 20%，喉上神经外支沿咽下缩肌表面下行直至到达环甲肌；
- 2 型：占 67%，喉上神经外支穿入咽下缩肌下端，走行一段距离后再行至环甲肌；
- 3 型：占 13%，喉上神经外支全程走行于咽下缩肌深面，下行至环甲肌。

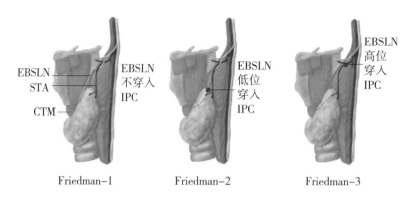

图 2-33　Friedman 分型示意（IPC 为咽下缩肌）

4. Selvan 分型：研究基于对尸体及活体的解剖（图 2-34）

● 1A 型：占 9%，喉上神经外支入喉点位于上极血管进入腺体处周围 1cm 内，走行于血管前方或分支间，距环状软骨＜ 3cm；

● 1B 型：占 3%，喉上神经外支入喉点位于上极血管进入腺体处周围 1cm 内，走行于血管后方，靠近环状软骨表面环甲肌前缘；

● 2 型：占 68%，喉上神经外支入喉点位于上极血管进入腺体处周围 1~3cm，距环状软骨 3~5cm；

● 3 型：占 20%，喉上神经外支入喉点位于上极血管进入腺体处周围＞ 3cm，距环状软骨＞ 5cm。

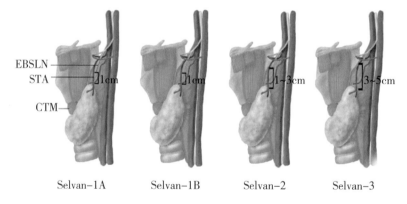

图 2-34　Selvan 分型示意

2.8 喉返神经与喉不返神经

2.8.1 喉返神经

喉返神经是迷走神经的分支。左侧喉返神经勾绕主动脉弓，右侧喉返神经勾绕右锁骨下动脉，两者均沿气管与食管之间的沟内上行，至咽下缩肌下缘、环甲关节后方进入喉内，入喉点左右无明显差别（图 2-35）。

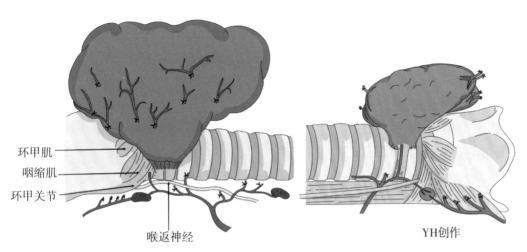

环甲肌

咽缩肌

环甲关节

喉返神经

YH创作

a 右侧喉返神经入喉点相关解剖的示意图   b 左侧喉返神经入喉点相关解剖的示意图

图 2-35 喉返神经入喉点相互解剖的示意图

经侧方入路手术解剖和显露喉返神经，常用的定位方式为：

（1）于颈总动脉与甲状腺中下部间隙解剖寻找甲状腺下动脉，通过甲状腺下动脉与喉返神经的垂直关系进行寻找和辨认。右侧常规于下动脉下方 1cm 左右即可显露喉返神经从颈总动脉深面返出处。左侧同样于甲状腺下动脉下方或 2 级血管分叉周围寻找显露。暴露神经后循迹向入喉处解剖。

（2）于甲状腺上极开始解剖，充分确认环甲关节后，即可确定喉返神经入喉处。于入喉处固定，但腔镜手术无法用手直接触摸确定，在咽缩肌发达、出血、喉返神经提早分支等情况下会受到干扰。

2.8.2 喉返神经与甲状腺下动脉的关系

喉返神经与甲状腺下动脉为相互垂直交叉的关系，绝大多数与下动脉 2 级血管发生关系。

1. 右侧喉返神经与甲状腺下动脉的关系

（1）右侧喉返神经绕过锁骨下动脉后上行，沿途发出数支至食道、气管，可与颈交感干中节吻合，于环状软骨下角后下缘入喉。

（2）右侧喉返神经较左侧行程短和深，和颈总动脉、气管食管沟有一定的夹角关系，神经平面下方和食道间存在淋巴结缔组织，临床上称为中央Ⅵb区。

（3）右侧喉返神经可从甲状腺下动脉上方、下方或下动脉分叉中穿过，三种交叉关系比例详见图 2-36。

2. 左侧喉返神经与甲状腺下动脉的关系

（1）左侧喉返神经绕过主动脉弓后上行，沿途发出数支至食道、气管，可与颈交感干中节吻合，于环状软骨下角后下缘入喉。

（2）左侧喉返神经较右侧行程长和浅，与气管食管沟的平行关系恒定，神经与食道间无明显间隙，不存在中央Ⅵb区淋巴结缔组织。

（3）左侧喉返神经多数从甲状腺下动脉下方行走。

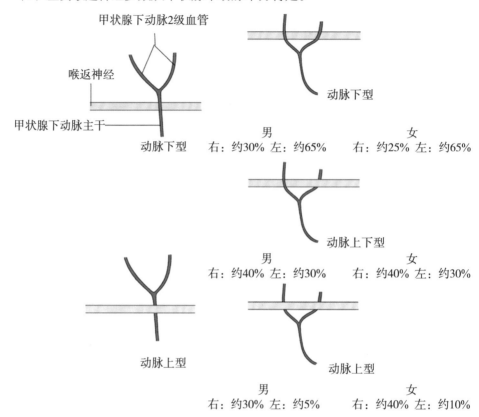

图 2-36　甲状腺下动脉与喉返神经的解剖关系

2.8.3 喉不返神经

喉不返神经一般出现在右侧，约占0.2%~1.2%，由血管变异出现迷走锁骨下动脉所致。喉不返神经出现在左侧是极其罕见的，原因是右心人合并相关内脏异位。

预知方法如下：（1）术前增强CT发现右侧头臂干缺损，出现迷走锁骨下动脉；（2）神经监测仪。

分型（如图2-37所示）：根据入喉点的水平，分为A、B两型。

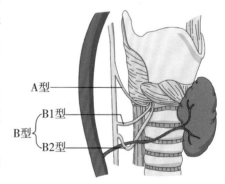

图 2-37　喉不返神经分型的示意图

• A型：起源于环甲关节水平以上迷走神经，可与甲状腺上极血管伴行，下行入喉。术中易被损伤。

• B型：分两种亚型。

▶ B1型：起源于环甲关节与甲状腺下动脉间的迷走神经，基本横行入喉。临床上相对最常见。

▶ B2 型：起源于迷走神经后下行，再勾绕甲状腺下动脉主干或分支上行入喉。

2.9　甲状旁腺

2.9.1　甲状旁腺的解剖及特点

1. 甲状旁腺的解剖

甲状旁腺与甲状腺仅一字之差，解剖上关系密切，功能和法律界定上却是独立于甲状腺外的另一重要的内分泌腺器官，其功能是分泌甲状旁腺素，控制人体的钙、磷代谢，手术中如被摘除或受损伤，可出现暂时性或永久性手足搐搦症状，甚至危及生命。多数甲状旁腺紧密附于甲状腺左右两叶背面，常位于甲状腺固有被膜和外科被膜间的脂肪纤维囊内。左右甲状旁腺的位置多数大致对称，上部腺体双侧对称性为80%~90%，下部为64%~70%，一般左侧腺体的位置有稍稍偏低的倾向。

2. 甲状旁腺的特点

（1）体积细小：正常仅为 30~40mg，可存在多种形态，多数为扁椭圆形小体，活体呈棕黄色，犹如米粒或似压扁的黄豆，直径约为 3~6mm，很少超过 8mm。甲状旁腺的厚度与长宽径相比较薄，一般仅为 1~2mm，很少超过 3mm，外有薄层的结缔组织膜包裹，在外层通常有脂肪包裹，又称甲状旁腺脂肪囊。

（2）解剖位置变异大：其中，下甲状旁腺位置变异尤甚，但也具有一定的对称性。

（3）数目变异：甲状旁腺多为 4 枚，但不限于 4 枚。

2.9.2　甲状旁腺的胚胎发育与分布

1. 甲状旁腺（图 2-38）的胚胎发育

上甲状旁腺来源于第 4 鳃裂，源出后下降至甲状腺上 1/3~1/2 侧面，位置较恒定。

下甲状旁腺来源于第 3 鳃裂的背侧内皮，与胸腺同源。源出后共同下降至甲状腺下极再分行。行程长，易发生位置变异，可出现"未下降""下降不全""过度下降"等多种变异。

2. 甲状旁腺的分布

（1）上甲状旁腺

其位置较恒定，多位于甲状腺上部 1/3~1/2 的侧面，范围确定多

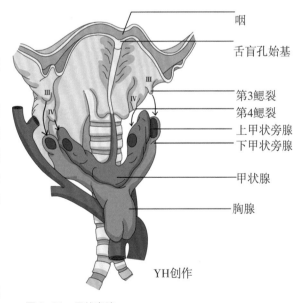

咽

舌盲孔始基

第3鳃裂
第4鳃裂
上甲状旁腺
下甲状旁腺

甲状腺

胸腺

YH创作

图 2-38　甲状旁腺

以甲状软骨下角（或以甲状腺下动脉与喉返神经交叉点头侧 1cm 处）为圆心、半径为 1cm 的区域内。其分布如图 2-39 所示。

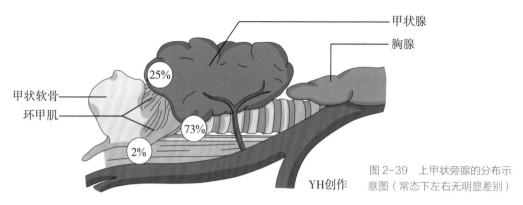

图 2-39 上甲状旁腺的分布示意图（常态下左右无明显差别）

（2）下甲状旁腺

其位置变异较大，半数以上位于甲状腺后缘中下 1/3 交界范围，可位于甲状腺前面、胸腺内、纵隔内或甲状腺实质内。范围确定多以甲状腺侧叶下极为中心、半径 2cm 的范围内，在此范围内，均位于喉返神经前面。其分布如图 2-40。

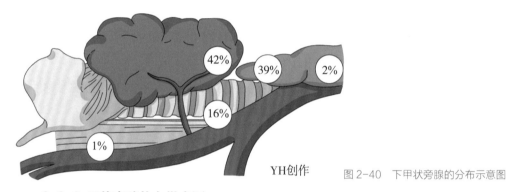

图 2-40 下甲状旁腺的分布示意图

2.9.3 甲状旁腺的血供来源

1. **上甲状旁腺的血供来源**

（1）甲状腺上动脉后支。

（2）甲状腺下动脉上行支，为最主要的动脉血供来源。

（3）甲状腺上、下动脉的吻合支。

（4）喉部、气管、食管等处动脉。

临床上常利用其血供特点，常规对其进行原位保留。

2. **下甲状旁腺的血供来源**

下甲状旁腺的血供来源（图 2-41、图 2-42、图 2-43）如下。

（1）甲状腺下动脉下行支，这是最主要、最常见的动脉血供来源。

（2）胸腺动脉分支。

（3）甲状腺最下动脉。

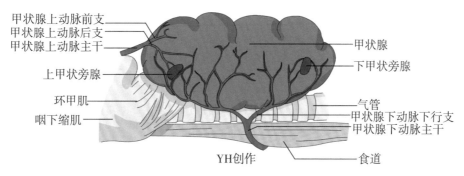

图 2-41　甲状旁腺的常规血供示意

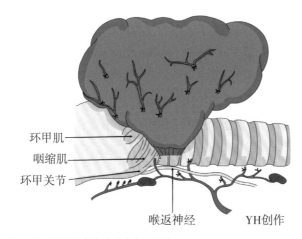

图 2-42　上、下甲状旁腺的动脉血供示意

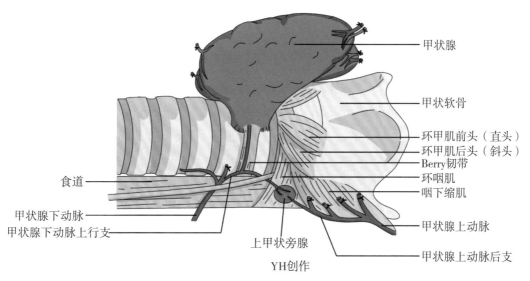

图 2-43　左上甲状旁腺的动脉血供示意

3. 甲状旁腺朱精强分型（图 2-44）

（1）甲状旁腺的分型依据：朱精强等根据甲状旁腺与甲状腺的位置关系及原位保留的难易程度，将甲状旁腺分为 A、B 两型。A 型为紧密型，即甲状旁腺与甲状腺的关系紧密，相对较难原位保留。B 型为非紧密型，即甲状旁腺与甲状腺之间有自然间隙，比较容易原位保留。

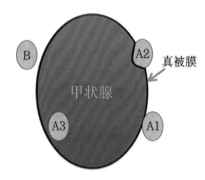

图 2-44　甲状旁腺朱精强分型的示意图

• A 型甲状旁腺：A1 型，甲状旁腺与甲状腺表面平面相贴；A2 型，甲状旁腺部分或完全嵌入甲状腺内，但是位于甲状腺固有被膜外；A3 型，甲状旁腺完全位于甲状腺组织内，与 A2 型的区别是在甲状腺固有被膜内。

• B 型甲状旁腺：B1 型，甲状腺周围型，即除了 B2 型及 B3 型外的所有 B 型；B2 型，胸腺内型，即甲状旁腺位于胸腺内；B3 型，由胸腺或纵隔的血管供血者。

因此，从理论上讲，B 型比 A 型更容易原位保留，A1 型比 A2 型可能更容易原位保留，A3 型不可能原位保留。

（2）甲状旁腺的保留原则："1 + X + 1"。

术中至少原位保留 1 枚血运良好的甲状旁腺，策略性移植至少 1 枚甲状旁腺，把每 1 枚甲状旁腺当成最后 1 枚来进行保护和识别。

2.10　Ⅵ区淋巴结与Ⅶ区淋巴结

2.10.1　中央区淋巴结（Ⅵ区淋巴结）

中央区淋巴结又称Ⅵ区淋巴结，中央区可出现约 2~42 枚个数不等的淋巴结。

淋巴结分布见图 2-45。

● 喉前淋巴结约 1~3 个。

● 右侧喉返神经链淋巴结约 0~11 个，分Ⅵa、Ⅵb 两个亚区。

● 左侧喉返神经链淋巴结约 0~4 个。

● 气管前淋巴结约 1~35 个。

1. 喉前淋巴结（1~3 个）

喉前淋巴结又称为环甲淋巴结或德尔法淋巴结（delphian lymph node，DLN），是头颈部恶性肿瘤预后不良的

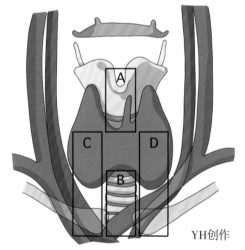

A.喉前淋巴结　　　　　　　B.气管前淋巴结
C.右侧喉返神经链淋巴结　D.左侧喉返神经链淋巴结

图 2-45　中央区淋巴结分布的示意图

标志。

典型的喉前淋巴结是指位于环状软骨和甲状软骨间的甲状腺峡部上方筋膜内、环甲膜和环状软骨表面的一个或多个淋巴结。喉前淋巴结接纳来自甲状腺上部、峡部及锥状叶等处的淋巴管回流。

临床意义如下：

（1）喉前淋巴结作为中央区淋巴结的一个亚区，常将其归属于甲状腺淋巴回流的第一站。

（2）喉前淋巴结转移，提示甲状腺腺外侵犯、淋巴脉管浸润、中央区及侧颈淋巴结转移的可能性增加。

清扫范围：上至舌骨下缘水平，两侧以甲状腺峡部假想分界线为准，下界为甲状腺峡部上缘。

2. 喉返神经链淋巴结（又称气管食管沟淋巴结）

在解剖结构上，颈部中央区两侧存在着明显的差异，即左颈中央区位于左侧喉返神经浅层，而右颈中央区则被穿行其中的喉返神经分为浅、深两层区域，即右侧Ⅵa亚区－右侧喉返神经浅层淋巴结和右侧Ⅵb亚区－右侧喉返神经深层淋巴结。

（1）右侧喉返神经链淋巴结（图2-46）

1）右侧喉返神经浅层淋巴结——Ⅵa亚区

清扫范围：Ⅵa亚区清扫喉返神经浅层的所有的淋巴结脂肪组织，清扫区域的上界为喉返神经入喉水平，下界为胸骨切迹水平，外侧界为颈总动脉内侧缘，内侧界为气管右侧。

2）右侧喉返神经深层淋巴结——Ⅵb亚区

清扫范围：Ⅵb亚区淋巴结清扫喉返神经深层的淋巴结脂肪组织，清扫区域的上界为喉返神经入喉水平，下界为无名动脉与气管食管沟的交叉处，内侧界为气管食管缘，外侧界为颈总动脉内侧缘，深面为颈深筋膜深层及食管右前壁。

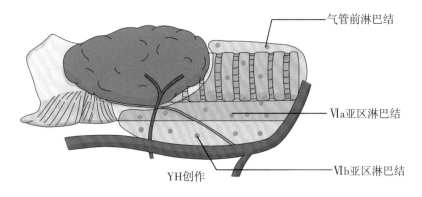

图 2-46　右侧中央区淋巴结缔组织的示意图

（2）左侧喉返神经链淋巴结

清扫范围：左侧喉返神经亚区清扫喉返神经浅层的所有的淋巴结脂肪组织，清扫区域的上界为喉返神经入喉水平，下界为胸骨切迹水平，外侧界为颈总动脉内侧缘，内侧界为气管左侧，深面为颈深筋膜深层及食管左前壁。

3. 气管前淋巴结

清扫范围：上界为喉前淋巴结下界，下界为胸骨上缘水平线，注意辨认和保护好胸腺舌叶或 / 和胸甲韧带上的下甲状旁腺。一旦下甲状旁腺的血供受损，建议行自体移植。

2.10.2 Ⅶ区淋巴结

1997 年，《美国癌症联合委员会第 6 阶段手册》将部分位于前上纵隔的淋巴结定义为甲状腺中央区的"Ⅶ区淋巴结"。

前上纵隔淋巴结主要包括：①下颈部、锁骨上和胸骨颈静脉切迹淋巴结（第 1 组淋巴结）；②右上气管旁淋巴结（2R）、左上气管旁淋巴结（2L）、血管前淋巴结（3a）、气管后淋巴结（3p）、右下气管旁淋巴结（4R）及左下气管旁淋巴结（4L）共 6 组淋巴结。

清扫范围：前界为头臂动脉后方，后界为椎前筋膜 / 食管，内侧界为气管，外侧界为肺尖 / 胸膜顶。

目前对中央区淋巴结的清扫下界尚有争议，尤其在腔镜甲状腺手术上。主要包括以下三种。

（1）以胸腺舌叶为下界。在腔镜甲状腺手术中，对于中青年患者，因胸腺未萎缩，胸腺深面、气管前淋巴结容易被忽略。

（2）以头臂干与气管同侧缘交点平面为下界。在腔镜甲状腺手术中，对于中老年患者及女性患者，由于头臂干会有一定的程度上抬，会在一定的程度上影响淋巴结清扫。

（3）以胸骨上切迹为下界。在腔镜甲状腺手术中，头臂干深面Ⅵb亚区淋巴结可能不能清扫完全。

（杨 洪 谭广谋 黄海燕）

参考文献

甲状腺癌上纵隔淋巴结转移外科处理中国专家共识（2022 版）. 中国实用外科杂志，2022，42（6）：611–615.

甲状腺及甲状旁腺术中喉上神经外支保护与监测专家共识（2017 版）. 中国实用外科杂志，2017，37（11）：1243–1249.

甲状腺手术中甲状旁腺保护专家共识（2015 版）. 中国实用外科杂志，2015，35（7）：731–736.

甲状腺围手术期甲状旁腺功能保护指南（2018 版）. 中国实用外科杂志，2018，38（10）：1108–1113.

口腔医学解剖图谱. 郑家伟，译. 上海：上海科学技术出版社，2017.

奈特人体解剖学彩色图谱.7 版. 张卫光，译. 北京：人民卫生出版社，2019.

王震寰，孙静，黄瑜，等. AJCC/ATS 胸内淋巴结影像分区中某些重要界线的确定——断层解剖与 CT、MRI 对照研究. 中国临床解剖学杂志，2003（1）：41–43.

BERRY J. Anatomy and physiology.Proceedings of the Anatomical Society of Great Britain and Irelang，1988，22：45.

HENRY J F. Surgical anatomy and embryology of the thyroid and parathyroid glands and recurrent and external nerve// Textbook of endocrine surgery.WB Sauders Company: Philadelphia，1997：8–14.

HIRATA K. Relationship between the recurrent laryngeal nerve and the inferior thyroid artery in Japanese. Acta Anat Nippon，1992，67：634–641.

HOU J Z，SHAN H J，ZHANG Y C，et al.Risk factors of metastasis to the lymph nodes posterior to the right recurrent laryngeal nerve in papillary thyroid carcinoma. European Archives of Oto–rhino–laryngology：Official Journal of the European Federation of Oto–Rhino–Laryngological Societies（EUFOS）：Affiliated with the German Society for Oto–Rhino–Laryngology – Head and Neck Surgery，2020，277（3）：881– 886.

LEE Y C，SHIN S Y，KWON K H，et al . Incidence and clinical characteristics of prelaryngeal lymph node metastasis in papillary thyroid cancer. European Archives of Oto–rhino–laryngology：Official Journal of the European Federation of Oto–Rhino–Laryngological Societies（EUFOS）：Affiliated with the German Society for Oto–Rhino–Laryngology – Head and Neck Surgery，2013，270（9）：2547– 2550.

LENNQUIST S.Surgical strategy in thyroid carcinoma：a clinical review. Acta Chir Scand，1986，152：321–338.

KERRY D O，LAWRENCE W D，BRUCE W P，et al.Positive delphian lymph node：clinical significance in laryngeal cancer. Laryngoscope，1987，97（9）:1033–1037.

ROBERTO T M.Lymph node distribution in the central compartment of the neck：an anatomic study. Head & Neck，2014，36（10）:1425–1430.

WANG C A. The anatomic basis of parathyroid surgery. Ann Surg，1976，183：271–275.

YASIRO T. Preoperative diagnosis of a right nonrecurrent inferior laryngeal nerve using ultrasonograpfic imaging. Asian J Surg, 2001, 24（1）: S1.

ZUCKERKANDL E. Nebst bemerkung uber die epithelkorperchen des menschen.Anat Hefte,1902,61（1）: 59-84.

第3章 本术式的腔镜下解剖

2000年，日本学者Ikeda首创腋窝入路（充气）完全腔镜下甲状腺手术。该手术自2004年韩国Chung教授开展无充气腋窝入路腔镜甲状腺手术后，因其学习曲线较短，手术时间与开放术式的相当，解剖可行，操作安全，术后瘢痕美观等特点，其受到广大甲状腺外科医生和患者的认可。近年来，在业界同道们的努力下已经形成了"葛-郑七步法"、无充气腋窝入路甲状腺手术提吊器的改良和应用、手术空间体系构建、颈部功能保护等一系列的理论和操作知识体系。随着技术的发展和推广，该手术的适应证也不断得到拓宽，可应用于甲状旁腺腺瘤切除、胸骨后甲状腺病灶切除、颈侧区淋巴结清扫、颌下腺肿瘤切除、臂丛神经松解等。

然而，腋窝侧方入路的分离中遇到的肌肉、血管和神经较其他入路要更多、更复杂。本章节里，我们按照无充气腋窝入路甲状腺手术的解剖顺序，结合无充气腋窝入路的专用提吊器的三次推进（"三推进"悬吊建腔法）进行术野暴露，回顾解剖领域的文献数据，阐述手术过程中各解剖结构间的毗邻、连属以及可能遇到的问题、注意要点和应对策略，为良好的术野暴露、手术进程的顺利开展奠定基础。

总体而言，无充气腋窝入路甲状腺手术的解剖入路可概括为"一点二面三推进"："一点"指代的是我们的分离终点，即甲状腺术区。"二面"指代的是腋窝切口到锁骨的平面和锁骨区到甲状腺术区的平面。这两个平面以锁骨为分界相互延续。前一个平面的分离距离长，但容易解剖，如若不充分游离，会给后续深部的后一个平面的解剖操作带来困难，比如高耸的锁骨造成视线的阻挡等。后一个平面的分离距离短，但局部血管、神经等重要结构多、变异大。"三推进"指代腋窝入路专用悬吊拉钩的三次位置变换，由浅入深，循序渐进。

3.1 腔镜下腋窝切口至锁骨区的解剖

3.1.1 第一推进（腋窝切口至锁骨区）

此区域的分离是基石，且距离最长，原则是建立高地，获得后续开阔的视野。腋窝的切口可以选择在腋窝内的天然皱褶，初学者也可以将切口略前移，选择上肢下垂时与肩部形成的皱褶（肩带切口）。腋窝内的切口的隐蔽性更好，术后的美观程度更高。切口长度一般为4~6cm，随着手术熟练程度的提高和器械的改进，也可缩减至3cm。术前做好甲状腺术区、胸锁乳突肌肌间隙、锁骨等重要解剖结构的体表标记（图3-1）。

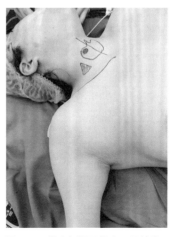

图3-1 体表标记甲状腺、甲状腺病灶、胸锁乳突肌肌间隙、锁骨

　　胸大肌表面分离的理想状态是胸大肌表面保留筋膜（图 3-2），可以防止器械摩擦导致的渗血。筋膜层被破坏后分离过深，会误入胸大肌内而造成肌肉内小血管出血，可能导致不小的麻烦。

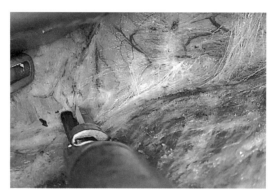

图 3-2　胸大肌表面分离中筋膜的保留

下面阐述第一推进中的重要解剖。

1. 锁骨

　　锁骨是本术式分离途径中的高点和难点。原因如下：①部分病例的锁骨位置较高，形成视线阻碍；②操作器械的位置的不恰当摆放，可能导致与锁骨的摩擦，引起术后不适和器械操控的难度。最典型的例子为右侧甲状腺癌根治术，右侧中央区淋巴结清扫区域的相对位置深，在处理喉返神经后方的淋巴结时需要足够好的空间。因此，在锁骨位置高、右手主操作孔位置太低、提吊拉钩下塌（提吊器与手术床固定点松动）的情况下，手术会进行得异常艰难。

　　锁骨本身的解剖变异不大，临床上的性别、体重、年龄等差别，会造成分离锁骨中不小的麻烦。因此，术中如何摆放上肢体位是一个值得探讨的问题。在本术式开展的初期，韩国学者主张将患侧上肢 90° 上提（伸肩屈肘）。这样的体位为主刀和一助提供了更开阔的空间站位。然而，研究表明，上肢的前伸、上提、后展都会伴随不同程度的肩锁关节上升，不利于后续手术操作的开展。理论上，沙滩椅位（半摇高）可以降低锁骨，但甲状腺术区会升高（图 3-3）。我们团队推荐患侧上肢 60° 自然外展，由于手架和手术床可能不一定在同一平面，在体位摆放中要注意消除上肢后展的可能，必要时垫高肘部。

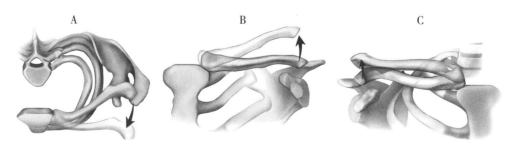

图 3-3　肩部不同运动方式中锁骨的位置变化

2. 锁骨上神经

锁骨上神经在胸锁乳突肌后方形成共干，由胸锁乳突肌中段穿出，分出内侧束、中间束、外侧束，在颈后三角的颈阔肌深面下行，穿过颈筋膜浅层和颈阔肌下部，跨越锁骨前方，分布于肩和上胸部皮肤。锁骨上神经支配肩部前内侧、锁骨水平以下近侧胸壁的感觉功能。其受损伤可导致肩和上胸部皮肤感觉障碍，影响生活质量。徐加杰报道无充气腋窝入路腔镜甲状腺手术后，锁骨上（下）区域麻木的发生率较开放组高（5.7% vs 0%，$P<0.01$），可能与锁骨上神经的麻痹有关。

Nathe通过尸检发现，97%的个体仅有内侧束和外侧束，49%还存在中间束。体表投影大致为胸锁乳突肌后缘中点至胸骨柄、锁骨中点及肩峰的三条连线。锁骨上神经分支穿过锁骨的区域，位于胸锁关节向外2.7cm和肩锁关节向内1.9cm之间（图3-4）。正常的胸锁乳突肌肌间隙不在此区域，但在建腔过程中，由于神经位于皮下深筋膜的浅层，术中凝闭皮下血管时大块钳夹组织、分离锁骨表面时超声刀的热灼伤、牵引装置的过度牵拉都可对神经造成影响。熟悉锁骨上神经解剖，必要时术前标注神经的体表投影，术中避免过度牵拉皮瓣，减少非必要的组织分离，可明显降低医源性损伤的发生，提高术后患者的满意度。

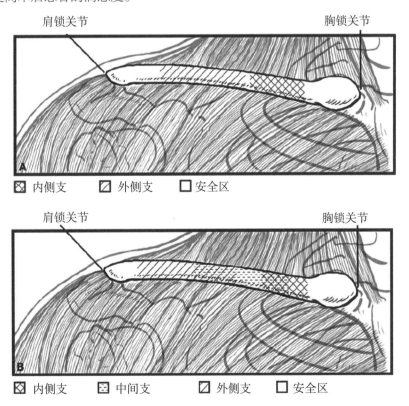

图3-4　不同锁骨上神经分型的分布
（A：锁骨上神经二分支型的锁骨分布区；B：锁骨上神经三分支型的锁骨分布区）

3.1.2 第一推进中的注意事项和应对策略

（1）术前评估患者的锁骨高度。术中患者体位的摆放以及Trocar位置的设定可以让后续手术事半功倍。

（2）避免锁骨上神经损伤不仅符合微创概念，也关系到术后患者的体验。术中做到三个"避免"：避免热损伤，避免过度牵拉，避免大块钳夹组织。

3.2 腔镜下锁骨区至胸锁乳突肌间隙的解剖

3.2.1 第二推进（锁骨区至胸锁乳突肌肌间隙）

此区域的分离是核心，充足的分离范围才能保证第三推进的顺利进行，原则是由足侧至头侧，不深不浅，充分游离。在第二推进中可能遇到的重要解剖如下。

1. 颈外静脉

颈外静脉由下颌后静脉的后支和耳后静脉汇合而成，是颈部最大的浅静脉。颈外静脉自下颌角经胸锁乳突肌表面斜向后方，穿过颈部固有筋膜，由于受止点的影响，颈外静脉出胸锁乳突肌后缘的走行变异较大。

根据颈外静脉止点的位置，分为静脉角型（Ⅰ型）、锁骨下静脉型（Ⅱ型）、颈内静脉型（Ⅲ型）（图3-5）。Deslaugiers统计50具尸体（100侧）的结果显示，Ⅰ型占60%，Ⅱ占36%，Ⅲ型占4%。Kopuz的婴儿尸检结果显示，Ⅰ、Ⅱ、Ⅲ型分别占72%、26%、2%。中国资料与国外数据相比，Ⅲ型的占比明显升高，Ⅰ型有所下降（表3-1）。Deslaugiers还观察到，颈外静脉和锁骨下静脉形成的夹角角度在20°~70°，其中，Ⅱ型最小，Ⅰ型最大。

表3-1　颈外静脉止点的分型

著者	例数	Ⅰ型	Ⅱ型	Ⅲ型
Deslaugiers	50例（100侧）	60%	36%	4%
Kopuz	50例（100侧）	72%	26%	2%
张广新	30例（60侧）	46.7%	23.3%	30%

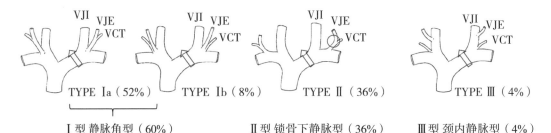

图3-5　右侧颈外静脉变异，箭头为分离方向
（颈内静脉为VJI；颈外静脉为VJE；颈横静脉为VCT）

在本术式中，由于皮瓣悬吊导致VJE受压后充盈量减少，在建腔过程中，向外侧

分离皮瓣时应注意受压 VJE 的走行，勿盲目大块钳夹组织而造成 VJE 损伤。尤其是Ⅱ型 VJE 通常穿过颈后三角，位置表浅临近皮瓣分离区，术前可在体表标记静脉走行。Ⅱ型 VJE 除了位置表浅以外，其走行与分离方向呈切线角度，一旦发生破裂，处理可能较棘手，用吸引器、镜下自动缝合器或者钛夹可达到满意的止血效果。

2.胸锁乳突肌

胸锁乳突肌（sternocleidomastoid，SCM）通过胸骨头和锁骨头分别附着于胸骨柄和锁骨，两头合并成一肌腹，向外上方斜行止于乳突。胸锁乳突肌不仅在颈部的弯曲和旋转活动中起重要的作用，还是颈部非常重要的解剖标志，是腋窝入路手术的常规路径。准确识别胸锁乳突肌胸骨头与锁骨头之间的间隙，是手术建腔的关键步骤。SCM锁骨头的起始存在较大的变异，表现在起始部肌肉形态的变异、起始部的多头变异、两头间隙所围成的三角的变化。

李应义观察 50 例尸体共 100 侧的胸锁乳突肌起始部，发现大多数为常规的两头型，占 80%；胸骨头和锁骨头的融合型占 11%；有 5% 胸骨头和锁骨头完全分离为两条长肌；剩下 4% 在锁骨分离为多个肌束，即起始部的多头变异。李墨林统计了 SCM 变异情况，发现中国人的多头变异主要集中在 2~4 头，其中以 3 头最多，约占 47%，2 头和 4 头分别为 22% 和 24%，且左右侧多头变异并非同时存在。李墨林的观察数据中还发现，27% 的尸体存在至少一侧起始头间隙融合。融合可存在于多头变异中，使间隙相互重叠或接触所致。同时，锁骨头起始部若涉及胸锁关节囊，可使锁骨头向胸骨头背侧延伸，间隙因重叠而消失。起始部的解剖变异导致间隙缩小或融合，将为本术式建腔带来困难。

同时由于体型差异，正常成人胸骨头和锁骨头间隙所围成的三角，其顶底连线和底边的长度也不尽相同（图 3-6）。殷国恩测量了 200 例正常成人的右侧胸锁乳突肌三角，发现 15% 的人底边≤1cm（表 3-2）。过窄的底边也将为术中寻找间隙带来不确定性。

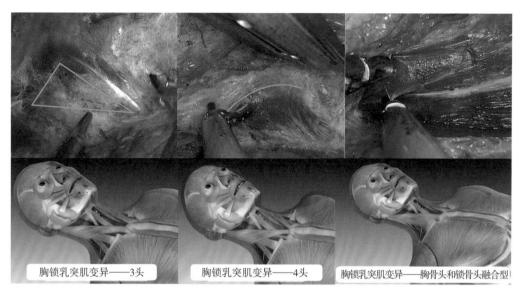

图 3-6 胸锁乳突肌胸骨头与锁骨头间隙的分头变异的术中图和模式图
（右侧，绿色标注为胸锁乳突肌的肌间隙，即正确的分离方向）

表 3-2 胸骨头、锁骨头间隙所围成的三角的变化

类型	顶底连线	底宽	例数	比例
标准型	>2 倍底宽	1.3~2.0cm	131	65.5%
标高型	>5cm	1.3~2.0cm	23	11.5%
标宽型	2.5~4.0cm	≥ 2.2cm	3	1.5%
高窄型	>5cm	≤ 1cm	1	0.5%
低窄型	≤ 2cm	≤ 1cm	8	4.0%
标窄型	>3 倍底宽	≤ 1cm	21	10.5%
高宽型	>5cm	≥ 2.2cm	13	6.5%

SCM肌间隙的正确寻找是手术的关键：分离过浅，则经胸锁乳突肌表面容易穿透皮瓣；分离过深，会绕经胸锁乳突肌后方，直接面对颈内静脉；分离位置过低，会错过肌间隙，经疏松的胸骨上窝结缔组织分离到对侧甲状腺腺体。初学者在学习曲线阶段要对空间结构的模式图熟记在心，不断配合体表标记进行校对，便于悬崖勒马，重回正确的分离路径。另一个需要注意的事项是提吊拉钩，在拉钩足够上提和充分推进的情况下肌间隙的暴露多可自然展现；当遇到SCM解剖变异时，则需耐心解剖，肌间隙的辨认常可由一层薄薄的脂肪结缔组织来引导。

3.2.2 第二推进的注意事项和应对策略

胸锁乳突肌胸骨头与锁骨头肌间隙的辨认是初学者要克服的难点，分离过浅、过深、过低是操作时容易发生的错误。充分推进改良腋窝腔镜提吊器在暴露该结构中是很重要的。颈外静脉并非术中的"必见结构"，对于Ⅱ型解剖变异，可能导致出血时的止血困难。

3.3 腔镜下胸锁乳突肌间隙至甲状腺的解剖

3.3.1 第三推进（胸锁乳突肌肌间隙至甲状腺）

此区域分离的距离短，但面临的重要结构众多，最终达到甲状腺术区。原则是耐心操作，渐入佳境。第三推进中的重要解剖如下。

1. 颈袢

颈袢是喉返神经麻痹患者神经再植的理想选择，因而受到广泛的关注。颈袢位于胸锁乳突肌深面，颈袢上根和下根在颈动脉鞘表面形成神经环。目前的解剖论著中，倾向用颈袢上根命名，因其神经纤维内不含舌下神经成分。

颈袢上根沿颈动脉鞘下行，其走行与颈内动静脉的关系并非恒定。吕端远报道的65 例尸检结果显示，在颈动脉前外侧者占 54%，在颈内动静脉之间者占 34%，在颈动脉前方者占 8%。初学者可能会将颈袢误认为喉返神经。颈袢损伤可导致支配肌肉的萎缩，不会发生严重后果；术中对颈袢的忽视和随意破坏不符合内镜甲状腺手术的微创理念。

2. 胸锁乳突肌–胸骨舌骨肌间淋巴结

胸锁乳突肌–胸骨舌骨肌间淋巴结，又称为肌间淋巴结（lymph node between sternocleidomastoid and sternohyoid muscle，LNSS）。清扫此部分淋巴结并非是从肿瘤安全性角度出发，但是 LNSS 的去除有利于后续中央区淋巴结清扫的暴露。有报道表明，位于甲状腺下极的癌灶，其 LNSS 的转移率较其他部位的相对高，因此，对于甲状腺下极肿瘤病例，应认真进行行术中 LNSS 的评估和清扫。由于锁骨的阻挡，术前应用超声评估 LNSS 常有难度，颈部 CT 或 MRI 可发现 LNSS 的肿大。复旦大学附属肿瘤医院报道 cN+ 的甲状腺乳头状癌患者 LNSS 的转移率为 23.5%；出现 LNSS 转移的甲状腺乳头状癌中，有 76.9% 为 pN1b。

3. 肩胛舌骨肌和颈内静脉

肩胛舌骨肌的辨认并不难，但意义非凡，其是定位胸骨甲状腺肌、颈内静脉的标志性解剖结构。此处的游离位于各个筋膜组织的汇集地（胸锁乳突肌锁骨头内缘、带状肌外侧缘、颈动脉鞘内缘），外侧可能遇到颈内静脉及其分支血管，内侧有颈袢和甲状腺组织，分离点相对致密，是初学者必须克服的一个解剖瓶颈。肩胛舌骨肌的游离有利于甲状腺上极的暴露，人为地可以分为上三角和下三角区域（经肩胛舌骨肌上或者下分离）。理想状态下，在建腔后肩胛舌骨肌应该位于甲状腺中上 1/4~1/3 的位置，然而由于腋窝切口的选择、甲状腺的大小以及患者解剖变异等因素，有时该肌肉会挡在正中术野，此时可考虑将肩胛舌骨肌充分游离，用拉钩经肌肉下方向上悬吊，从而扩大视野。初学者也可离断肩胛舌骨肌，该操作不影响术后颈部的外观和患者的体验。从微创的角度出发，不推荐离断肩胛舌骨肌。

甲状腺周边血管与颈内静脉的关系密切，特别是甲状腺上极外侧毗邻颈内静脉，在扩大视野分离时可能导致其出血，此处分离时宜贴近甲状腺腺体行进。在颈内静脉内侧分离时需要注意甲状腺中静脉等细小血管的分支走行，避免暴力撕脱出血。一旦发生出血，血管回缩，止血难度大，将导致被迫中转开放。

4. 甲状腺术区

腋窝入路的甲状腺腔镜视野与开放类似（图3-7），都为侧方视角，然而前者的俯角明显减小，导致喉返神经可能非常浅显，尤其是在甲状腺体积较小或者身材瘦小的病例当中。对于伴有桥本甲状腺炎或者甲状腺体积较大者，喉返神经的位置仍可能较深，此时需要充分游离视野的上下界，降低颈内静脉等结构来提供更好的术野暴露。在瘦小身材的病例中，喉返神经在第三推进完成后无需分离，可自然显露。甲状旁腺、喉上神经的辨认由于内镜的放大效应以及侧向视野会变得非常便捷。由于超声刀头还不能精细解剖，在甲状旁腺分离时，可紧贴腺体以确保术后甲状旁腺的血供。喉返神经监测的应用使得喉返神经、喉上神经的辨认更为便捷。

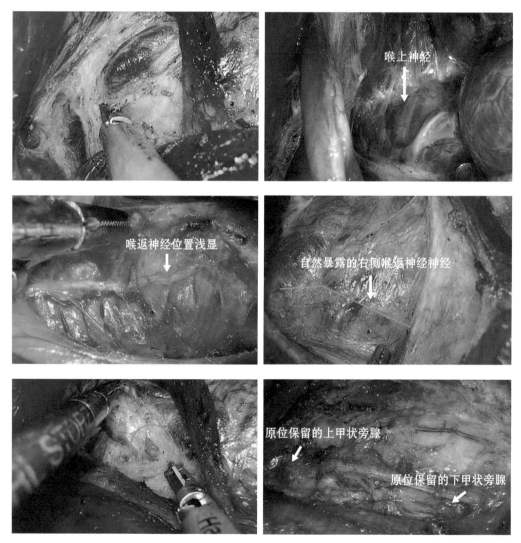

图 3-7　无充气腋窝入路的甲状腺术区

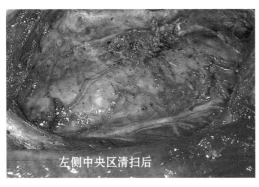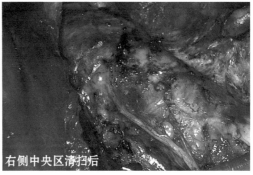

图 3-7（续）　无充气腋窝入路的甲状腺术区

3.3.2 第三推进中的注意事项和应对策略

肩胛舌骨肌是标志性的解剖结构；颈内静脉内侧和颈前带状肌外侧的结缔组织相对致密，是初学者必须克服的瓶颈。寻找安全的突破口至关重要。

3.4 总　结

无充气腋窝入路腔镜甲状腺手术是一种侧颈入路的内镜甲状腺手术方式，相较于其他入路有其特有的优势。作为远颈部内镜甲状腺美容手术的一种，如何在长距离分离过程中掌握正确的分离层次、降低并发症是术者们需要关注的问题，不同入路的内镜甲状腺手术都会有该术式特有的并发症，如：经口内镜甲状腺手术后的颈神经损伤；经胸乳入路内镜甲状腺手术中的皮瓣损伤等。因此，快速掌握局部解剖的变异，以及建立安全、有效的通道到达甲状腺术区是远颈部入路内镜甲状腺手术的关键（图 3-8）。

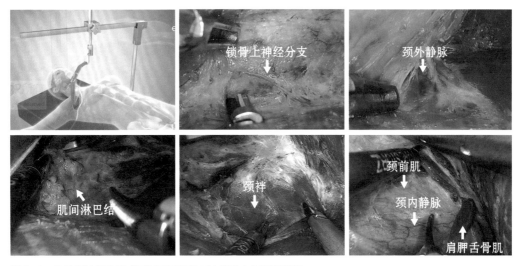

图 3-8　悬吊器放置的模式图以及悬吊器三次推进中的重要解剖

回顾本团队自 2017 年 12 月至 2022 年 8 月行无充气腋窝入路腔镜甲状腺手术的病例数，可及的手术录像共 781 份，其中，330 份录像为全程、高清的甲状腺手术视频，275 份为甲状腺癌根治术的手术视频。对 275 份视频进行回顾总结：颈外静脉 II 型的解剖变异率为 20%（55/275），所有显露颈外静脉的病例中出血率为 1.5%（4/275），都属于 Ⅱ 型解剖变异，其中，3 例给予钛夹止血，1 例超声刀凝闭止血；术中颈袢的显露率为 69.5%（191/275）；胸锁乳突肌肌间隙窄型变异为 49 例（17.8%，49/275），融合型为 3 例（1.1%，3/275），三头型为 1 例（0.4%，1/275）。

无充气腋窝入路腔镜甲状腺手术的解剖优势包括：①自远颈的腋窝切口由浅入深、由高到低、循序渐进地建腔，每一步都在直视下进行，最终获得与开放甲状腺手术的相近的视野；②虽然其作为侧方入路的术式之一，分离路径长，然而在掌握每个推进过程的重要结构、变异以及应对策略后，依然能够获得与开放术式类似的术野暴露；③在解剖变异的处理上，无充气腋窝入路通过悬吊器的三次推进，步步为营，可以提供足够的操作空间，术中意外均可在内镜下得到解决，经腋窝切口可置入内镜器械，甚至置入部分开放术式的器械（长柄电刀等），使术者可从容面对、沉着应付各种意外。

（忻　莹　孟可馨）

参考文献

陈海芳，廖进民，徐达传，等. 锁骨上神经营养血管皮瓣的应用解剖. 中国临床解剖学杂志，2003，21（3）：204-206

郝少龙，孙海清，刘新承，等. 甲状腺乳头状癌胸锁乳突肌-胸骨舌骨肌间淋巴结转移的临床意义. 中华耳鼻咽喉头颈外科杂志，2017，52（10）：755-759.

李墨林. 国人体质解剖学及人类学的研究——Ⅴ胸锁乳突肌. 哈尔滨医科大学学报，1956（3）：37-42.

吕端远，刘超濂，陈荣坤. 国人颈袢的调查. 解剖学研究，1984（Z1）：27-31.

李应义，戴波. 胸锁乳突肌起始头类型的观察报告. 宁夏医学院学报，1988（4）：123-124.

嵇庆海，孙国华，王宇，等. 重视甲状腺乳头状癌中胸锁乳突肌-胸骨舌骨肌间淋巴结的处理. 中国癌症杂志，2018，28（7）：487-490.

徐加杰，张李卓，张启弘，等. 无充气经腋窝腔镜甲状腺手术的临床应用. 中华耳鼻咽喉头颈外科杂志，2020，55（10）：913-920.

王佳峰，徐加杰，蒋烈浩，等. 无充气腋窝入路完全腔镜下甲状腺癌根治术对术后颈部功能影响的初步研究. 中国内分泌外科杂志，2021，15（1）：10-14.

王冕，胡佰文，李纯志. 医源性锁骨上神经损伤. 实用骨科杂志，2005，11（1）：57-58.

殷国恩，陈克功. 正常颈部右侧胸锁乳突肌三角的测量. 黑龙江医药科学，1985（4）：30-32，93.

张广新，刘永林，周郦楠，等. 颈外静脉的解剖及临床应用研究. 中国临床护理，2009，1（2）：95-97.

郑传铭，徐加杰，蒋烈浩，等. 无充气腋窝入路完全腔镜下甲状腺叶切除的方法——葛-郑氏七步法. 中国普通外科杂志，2019，28（11）：1336-1341.

DALIP D，IWANAGA J，LOUKAS M，et al. Review of the variations of the superficial veins of the neck. Cureus，2018，10（6）：e2826.

DANIEL J，SINA J T，COURTNEY G，et al. Assessing national utilization trends and outcomes of robotic and endoscopic thyroidectomy in the united states. Otolaryngol Head Neck Surg，2020，163（5）：947-955.

DESLAUGIERS B，VAYSSE P，COMBES J M，et al. Contribution to the study of the tributaries and the termination of the external jugular vein. Surgical and Radiologic Anatomy：SRA，1994，16（2）：173-177.

HASAN T. Variations of the sternocleidomastoid muscle：a literature review. The Internet Journal of Human Anatomy，2010，2（1）：1-6.

IKEDA Y，TAKAMI H，SASAKI Y，et al. Endoscopic resection of thyroid tumors by the axillary approach. J Cardiovasc Surg（Torino），2000，41（5）：791–792.

JONATHON O R，CHRISTOPHER R R，MEGHAN E G，et al. Remote–access thyroidectomy：a multi–institutional north american experience with transaxillary，robotic facelift，and transoral endoscopic vestibular approaches. J Am Coll Surg，2019，228（4）：516–522.

LUDEWIG P M，PHADKE V，BRAMAN J P，et al. Motion of the shoulder complex during multiplanar humeral elevation. J Bone Joint Surg Am，2009，91（2）：378–389.

KANG S W，JEONG J J，YUN J S，et al. Gasless endoscopic thyroidectomy using trans–axillary approach：surgical outcome of 581 patients. Endocr J，2009，56（3）：361–369.

KIKUTA S，JENKINS S，KUSUKAWA J，et al. Ansa cervicalis：a comprehensive review of its anatomy，variations，pathology，and surgical applications. Anat Cell Biol，2019，52（3）：221–225.

KOPUZ C，AKAN H. The importance of the angulation and termination of external jugular vein in central venous catheterization in newborn. Okajimas Folia Anatomica Japonica，1996，73（2–3）：155–159.

NATHE T，TSENG S，YOO B. The anatomy of the supraclavicular nerve during surgical approach to the clavicular shaft. Clin Orthop Relat Res，2011，469（3）：890–894.

SHENOY V，SARASWATHI P，RAGHUNATH G，et al. Double external jugular vein and other rare venous variations of the head and neck. Singapore Med J，2012，53（12）：251–253.

SONG L L，ZHOU J Y，CHEN W J. Lymph node metastasis between the sternocleidomastoid and sternohyoid muscle in papillary thyroid carcinoma patients：a prospective study at multiple centers. Asian J Surg，2021：1015–9584.

第4章 本术式患者的麻醉管理

4.1 术前评估与准备

4.1.1 麻醉术前评估与准备的目的

麻醉术前评估是围手术期管理的重要基础。甲状腺外科疾病可能导致甲状腺功能的改变，包括甲状腺功能亢进或甲状腺功能减退，两者均可引起心脏等全身多器官功能的改变，影响患者围手术期的安全及术后康复。另外，甲状腺肿物对毗邻血管、气管等的影响程度，是影响围手术期出血、气道管理等的重要因素。因此，充分的麻醉前评估与准备可以提高患者对麻醉手术的耐受能力，减少围手术期的风险。

甲状腺手术麻醉术前评估包括：

（1）一般情况的评估，包括全面了解患者重要脏器的功能，如心血管系统、呼吸系统、肝肾功能、水电解质平衡等情况，并做好优化，缓解患者焦虑紧张的情绪。

（2）甲状腺功能的评估，包括甲状腺功能亢进和甲状腺功能减退的评估。

（3）甲状腺肿物对毗邻器官的影响评估，尤其关注甲状腺肿物是否侵犯气管。

4.1.2 甲状腺肿瘤患者麻醉术前的评估与准备

在甲状腺肿瘤手术前应详细检查，充分了解疾病的性质、部位、有无对附近器官的侵害，特别是有无呼吸道梗阻。一般通过视诊、触诊以确定肿瘤的大小、硬度、活动度。对较大的肿瘤，应拍摄颈胸X线片、颈部CT片或磁共振，以确定气管的受压程度和方向。术前呼吸困难的程度与气管的受压程度密切相关，如果患者静卧时有哮鸣音或不能平卧，常预示有较严重的受压。对这种患者行气管插管可能有一定的困难，需做充分的准备。术前是否有声音嘶哑、饮水呛咳，如有，则可通过电子喉镜检查，以确定声带的活动程度，有无单侧或双侧声带麻痹。如果颈部大静脉受压，可以引起头颈静脉回流受阻，患者颜面发绀、浮肿，颈部、胸前浅静脉扩张，预示病情严重。

4.1.3 甲状腺功能亢进患者麻醉术前的评估与准备

甲状腺功能亢进症（甲亢）是以原发性或继发性甲状腺激素分泌过多而造成一系列以高代谢为主要特征的综合征。临床表现可有甲状腺弥漫性肿大、突眼征、心动过速、血压增高、脉压增宽、食欲亢进、消瘦、情绪激动、易出汗、手颤、眼球突出等。

甲亢患者术前可根据以下情况来综合估计病情：①根据术前的精神状态、心率、心律、体重、甲状腺的局部变化等估计病情。如果情绪激动、紧张不安、心率大于90次/min，心律失常、甲状腺质地较软等，表示准备不足。②基础代谢率：甲亢时基础代谢率在+15%~+100%，小于30%为轻度，在30%~60%为中度，大于60%以上为重度。术前基础代谢率宜控制在+20%以下。③血T3、T4测定值：3~20岁患者的T3测定值大于4.15nmol/L（270ng/dL），21~75岁患者的T3测定值大于3.53nmol/L（230ng/dL），

T4 大于 142nmol/L（11.0ng/a1）为甲亢。测定游离T3、T4 及促甲状腺激素对甲亢患者很有用，可避免测定总激素水平的蛋白结合效应带来的混淆。患者的甲状腺激素水平正常时，可行择期手术。

临床上，甲亢手术的时机还可参考：

（1）基础代谢率下降，并稳定在 ±20% 范围内。

（2）体重增加或基本稳定。

（3）心率减慢，在 80 次/min 左右，脉压减小，心脏收缩期杂音消失或减轻。

（4）全身症状有改善，情绪稳定，手指震颤、失眠、腹泻等症状有改善或消失。

术前甲亢的治疗：应用抗甲状腺素药物来控制甲亢的症状。常用的药物有甲硫氧嘧啶和丙硫氧嘧啶，每日 200~400mg，分次口服；甲巯咪唑（他巴唑）、卡比马唑（甲亢平），每日 20~40mg，分次口服。经过 3~4 周的治疗，患者有基础代谢率下降、情绪稳定、心率减慢时，可以减少剂量。术前 2 周，加服碘剂。因为前者常致甲状腺肿大、充血，增加手术操作的难度。一般术前 2 周给复方碘液（即卢戈液），含 5% 碘化钾，每次 10~15 滴，每日 3 次，可以抑制垂体前促甲状腺素的分泌和甲状腺素的释放，减少进入血中的激素量，使甲状腺退化，血管减少，腺体缩小、变硬，有利于手术操作。另外，可用 β 受体阻滞剂，如普萘洛尔 20~40mg，每日 3 次。通过上述药物的控制，3~4 周能有效地控制由于交感神经过度兴奋所出现的症状，如心动过速、精神症状、失眠和震颤。需要注意的是，哮喘、慢性支气管炎、糖尿病及妊娠患者忌用普萘洛尔。如病情严重、病程长、年老体弱、手术条件差的患者，需做较长时期的准备。

4.1.4 甲状腺功能减退患者麻醉术前的评估与准备

甲状腺功能减退症（甲减）是由于甲状腺激素合成和分泌减少或组织作用减弱导致的全身代谢减低综合征。

本病发病隐匿，病程较长，不少患者缺乏特异症状和体征。症状主要表现以代谢率降低和交感神经兴奋性下降为主，病情轻的早期患者可以没有特异症状。典型的患者有畏寒、乏力、手足肿胀感、嗜睡、记忆力减退、少汗、关节疼痛、体重增加、便秘、女性月经紊乱或者月经过多、不孕。典型的患者可有表情呆滞、反应迟钝、声音嘶哑、听力障碍，面色苍白、颜面和（或）眼睑水肿、唇厚舌大，常有齿痕，皮肤干燥、粗糙、脱皮屑、皮肤温度低、水肿，手脚掌皮肤可呈姜黄色，毛发稀疏干燥，跟腱反射时间延长，脉率缓慢。少数病例出现胫前黏液性水肿。本病累及心脏，可以出现心包积液和心力衰竭。重症患者可以发生黏液性水肿昏迷。

血清促甲状腺激素（TSH）是评估甲减的最佳指标。血清TSH和游离T（FT4）、总T（TT4）是诊断原发性甲减的第一线指标。

左甲状腺素（L-T4）是治疗甲状腺功能减退的主要替代药物。成年甲减患者的L-T4 替代剂量为每日 50~200μg，平均每日 125μg。甲减替代治疗药物的剂量取决于患者的病情、年龄、体重、个体化。原发性临床甲减的治疗目标是甲减的症状和体征消失，血清TSH和TT4和FT4水平恢复至正常的范围里。手术患者需服用L–T4至手术当日早晨。

4.2　术中麻醉管理

4.2.1　麻醉选择

无充气腋窝入路腔镜甲状腺手术通常适合气管插管全身麻醉辅以肌肉松弛药物，但必须避免插管后再次使用神经肌肉阻滞药物，以保证在解剖喉返神经、喉上神经等甲状腺支配神经等手术操作前肌松效果消失，因为该类手术需要常规使用神经监测仪进行神经监测。

4.2.2　麻醉诱导和气管插管

准备多种型号的气管导管。导管质地富有弹性。该类手术一般用合适型号的、具备喉返神经监测的、带钢丝的气管导管。插管深度以双侧声带位于具备喉返神经监测的、带钢丝的气管导管的蓝色电极段之间为宜（图4–1）。

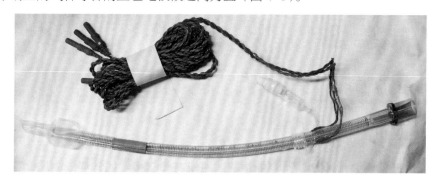

图 4-1　具备喉返神经监测的带钢丝的气管导管示例

对于术前有气管受压症状者，气管插管可能存在一定的困难。可在全身麻醉诱导下行气管插管，也可采用表面麻醉下清醒插管，还可用纤维支气管镜引导下经鼻或口腔插管。插管的体位以患者最舒适的位置为好，可以取头高位，甚至半坐位。清醒插管或纤维支气管镜引导下经鼻或口腔插管时，插管前给患者做好解释工作，取得患者的配合，对口腔或鼻腔、咽喉部做好充分的表面麻醉。在充分供氧下，静脉泵注右美托咪定镇静或辅以小剂量的阿片类药物，如舒芬太尼5μg镇静镇痛。暴露声门前，对咽喉局部喷雾或静脉内注射利多卡因，以减少患者呛咳和心血管反应。如果出现声门下插管困难，对于气管受压严重或气管内被侵犯至呼吸困难者，则行保留自主呼吸下的气管插管慢诱导全身麻醉，以保障患者的安全。

麻醉药物的选择：凡具有拟交感活性或不能与肾上腺素配伍的全麻药，如氟烷、氯胺酮均不宜用于甲状腺功能亢进患者。其他的吸入麻醉药、静脉麻醉药、镇痛药及肌松药等均可选用。麻醉诱导时选用肌肉松弛药物。

4.2.3 麻醉维持和管理

全身麻醉的维持可采用全凭静脉麻醉药或静吸复合麻醉药（如丙泊酚、瑞芬太尼）或全凭吸入麻醉药维持。给予阿片类药物时，应确保拔管后患者清醒并能维持气道通畅。麻醉期间可根据麻醉深度监测，如脑电双频指数、熵指数监测以及镇痛指数等维持适宜的麻醉深度。

术中神经监测（intraoperative neuromonitoring，IONM）主要是喉返神经监测技术将功能学与解剖学紧密结合。其具有的特点为术中导航，快速识别喉返神经走行；预测变异，保护喉返神经功能完整；阐明机制，降低喉返神经损伤的发生率；操作简便。这是对无充气腋窝入路腔镜甲状腺手术的有效的辅助工具。IONM系统分为：记录端，记录电极及其接地电极；刺激端，刺激探针及其回路电极，以及肌电图监视器、界面盒、抗干扰静音检测器、患者模拟器等（图4-2）。

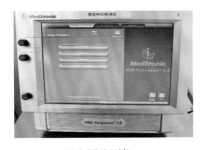 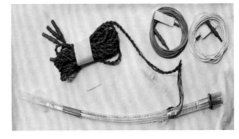 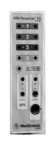

肌电图监测仪　　　　　　　　　　　气管导管和刺激针　　　　　界面盒

图4-2　IONM系统的主要设备和物品示意图

喉返神经监测仪开始神经监测的更好的时机有赖于客观的神经肌肉监测，后者包括单刺激、4个成串刺激（train-of-four stimulation，TOF）、强直刺激等。客观的神经肌肉监测对于术中的神经肌肉阻滞的管理及其后的逆转至关重要，因为有临床意义的残余神经肌肉阻滞（即麻痹）不能仅仅靠临床标准来排除。当然，诱导时可以选择用罗库溴铵或维库溴铵诱导，在喉返神经监测仪开始监测前用选择性肌松药螯合剂舒更葡糖来拮抗，因为舒更葡糖具有高亲和力，能把罗库溴铵和维库溴铵封起来，从而拮抗神经肌肉的阻滞作用。应该根据阻滞水平的不同，给予不同剂量的舒更葡糖。在大多数患者中，所有水平的神经肌肉阻滞在2~5min内逆转。然而，只有通过客观地监测，才能排除残余的神经肌肉阻滞（TOF比值为0.9~1.0）。

由于挥发性麻醉药可明显增强非去极化肌松药的神经肌肉阻滞的作用，两者合用时应减少肌松药的用量。但由于相关的研究较少，究竟挥发性麻醉药应用多大的最低肺泡浓度（minimum alveolar concentration，MAC）才不至于影响喉返神经监测，还缺乏大样本的随机对照研究，作者单位应用七氟醚的MAC一般不超过1.0%。

麻醉期间保证呼吸道通畅，避免缺氧和二氧化碳蓄积。严密监测血流动力学的变化，维持循环稳定。麻醉维持应该避免交感神经系统异常兴奋。使用拟交感类药物处理低血压时必须考虑可能发生的心动过速。由于循环中内源性儿茶酚胺水平可能偏高，直接作用的拟交感类药物（如肾上腺素或去甲肾上腺素）、受体激动剂（如去氧肾上腺素）比间接作用的拟交感类药物（如麻黄碱）更适合处理术中的低血压。顽固性的低血压除应用拟交感类药物之外，要考虑肾上腺皮质功能低下的可能，及时补充皮质激素（如氢化可的松）。

大的甲状腺肿瘤切除术的术中可能有大量出血，术前应做好准备。术中应了解气管软化的情况，以便防治术后可能发生的气管塌陷。术前、术中发现气管严重被侵蚀者，要关注术中是否需要气管重建、气管悬吊等并做好相应的气道管理。

4.2.4 麻醉复苏

术毕应准确判断麻醉恢复的程度，待患者完全清醒，咳嗽反射、吞咽反射恢复，肌力恢复满意，无呼吸困难征象后，方可拔管。拔管时宜准备好各种抢救物品（包括紧急气管插管的物品）以防不测。术中发现或疑似气管软化者，建议在直接明视下评估气道的开放性。纤维支气管镜可用于评估气道塌陷和声带的运动，方法是将气管导管和支气管镜一同缓慢后退观察。如果发现气管塌陷，应该立刻重新插入气管导管和支气管镜。对声带也必须做评估。如果患者自我保护气道的能力可疑，就不应该拔除气管导管。床旁应备有气管切开包管导管和喉镜，必要时做预防性气管造口。

平稳地复苏有助于避免因气管内插管导致的呛咳以及因静脉怒张导致的血肿形成。拔管期使用小剂量的瑞芬太尼 0.01~0.05μg/（kg·min）输注，是减少因气管内插管而导致呛咳的常用手段。虽然深麻醉状态拔管也能降低干呕及肌肉过度用力后产生的危害，但许多临床医师考虑到可能诱发气道梗阻而尽量避免使用。

4.2.5 并发症的防治

1. 甲状腺危象

（1）甲亢危象：围手术期出现甲亢危象是极为严重的并发症，处理不当，可危及生命。甲亢危象是由于甲状腺功能极度亢进，机体处于难以耐受的高代谢、高消耗及高度兴奋的状态。主要诱因为精神刺激、感染和手术前准备不充分等。甲亢危象最多发生于术后 12~36h。当围手术期出现难以控制的精神激动、血压增高、心率明显增快（140~160 次/min）、体温上升至 40℃以上和手颤等，就要怀疑发生甲亢危象。危象进一步发展，可发生谵妄、昏迷、大小便失禁、虚脱，最终死于心力衰竭、肺水肿、水电解质紊乱。

甲亢危象一旦发生，应按以下措施立即处理：①迅速减少甲状腺激素的释放和合成。应用大剂量的抗甲状腺素药物，首选丙硫氧嘧啶，口服或胃管注入 200~300mg，每 6 小时 1 次。于抗甲状腺素药物治疗后 1h 内，静脉或口服大量的碘溶液，以阻断激素分泌。可用 10% 葡萄糖 500mL+ 碘化钠 0.25g 静滴，每日 1~2 次，或口服复方碘溶液每日 30 滴，持续 2 周。②迅速阻断儿茶酚胺的释放和作用，在心电图监护下使用 β 肾上腺素受体阻滞剂（如艾司洛尔），或口服普萘洛尔 20~40mg。③应用肾上腺皮质激素，如氢化可的松每日 200~500mg。④去除诱因，有感染者用抗生素。⑤对症处理还包括吸氧、镇静、降温、应用大量的维生素B_1和维生素C、纠正水电解质的失衡、补充能量等。

（2）甲减危象：与甲亢危象相比，围手术期出现甲减危象是更为罕见的并发症。甲减危象是指甲减未能被及时诊治或自行停用激素替代治疗或甲状腺全切手术后出现的严重状态。其常在寒冷季节、肺部感染和心力衰竭时诱发，也可见于使用镇静剂或出血、外伤后。主要表现为低体温、昏迷、心率极度缓慢、低血压等。

一旦发生甲减危象，按以下措施立即处理：①保温；②应用肾上腺皮质激素，如氢化可的松每日200~500mg；③呼吸支持，面罩吸氧，必要时行气管插管机械辅助通气；④循环支持，如多巴胺强心、补液纠正低血容量；⑤甲状腺素替代治疗，口服或胃管注入左甲状腺素（L–T4）25~50μg/d，1次顿服，2~3个月后根据甲状腺功能的测定来调整用量以长期维持；⑥其他治疗还包括补充铁剂、维生素B_{12}、叶酸（维生素B_9）等。

2. 呼吸困难和窒息

呼吸困难和窒息多发生于手术后48h内，是最危急的并发症。临床表现为进行性呼吸困难，发绀，甚至窒息。常见的原因是：①手术切口内出血、水肿或敷料包扎过紧；②喉头水肿；③气管软化塌陷；④喉痉挛、呼吸道分泌物等；⑤双侧喉返神经损伤，声带麻痹。对疑似有气管壁软化的患者，术后拔管一定要慎重，随时准备重新插管；对双侧喉返神经损伤所致的呼吸道梗阻，应行紧急气管造口术。在手术间和病房均应备有紧急气管插管和气管造口的急救器械，一旦发生呼吸道梗阻，甚至窒息，可以及时采取措施以确保呼吸道通畅。

3. 喉返神经或喉上神经损伤

一侧喉返神经损伤引起声带麻痹而致术后声嘶；如两侧喉返神经主干损伤，可出现呼吸困难，甚至窒息，需立即行气管造口术。暂时性喉返神经损伤，经理疗及维生素等治疗，一般在3~6个月后可逐渐恢复。喉上神经内支损伤使喉部黏膜感觉丧失而易发生呛咳，外支损伤则使环甲肌瘫痪而使声调降低，一般经理疗或神经营养药物治疗后可自行恢复。

4. 手足抽搐

其因手术误伤甲状旁腺或使其血液供给受累所致，血钙浓度下降导致神经肌肉的应激性增高而在术中或术后发生手足抽搐，严重者可发生喉和膈肌痉挛，引起窒息，甚至死亡。应立即静脉注射10%葡萄糖酸钙10~20mL，严重者需行甲状旁腺移植。

5. 颈动脉窦反射

颈动脉窦壁内含有压力感受器。手术刺激该部位时，可引起血压降低、心率变慢，甚至心搏骤停。可在颈动脉窦周围行局部浸润阻滞进行预防，术中一旦出现紧急情况，应暂停手术并立即静脉注射阿托品，必要时采取心肺复苏的措施。

4.3　术后疼痛管理

甲状腺和甲状旁腺手术后的疼痛主要来自 4 个方面：①由气管插管或术中气管导管或鼻胃管的损伤引起的咽喉痛；②由头颈部手术中典型的颈部伸展位引起的后颈不适；③来自皮肤切口本身的前颈疼痛或解剖、回缩或肌肉分裂引起的创伤；④术中使用了带喉返神经监测的带钢丝的气管导管，进行神经刺激而引起的不适。检查、辨别不适的来源可能有助于疼痛管理的改善。

应用多模式镇痛是疼痛缓解的重要手段。多模式镇痛主要是指将局部麻醉与术前、围手术期和 / 或术后给予对乙酰氨基酚、非甾体抗炎药、氯胺酮和 / 或加巴喷丁等结合起来应用于镇痛的方案。该方案具有协同或多重效应，与单纯的疗法相比，具有更好的镇痛效果。

甲状腺手术患者术前使用对乙酰氨基酚、非甾体抗炎药和加巴喷丁，术后使用对乙酰氨基酚和布洛芬的方案，可使阿片类药物的应用剂量减少，而出血并发症没有变化。此外，环氧化酶 -2（COX-2）选择性抑制剂，如塞来昔布，是一种不增加出血风险的非甾体抗炎药，也可以选择应用。

阿片类药物应用于急性术后疼痛的建议为：①当利大于弊时，可以使用阿片类药物；②应用阿片类药物的最低有效剂量；③应密切监测患者使用阿片类药物的副反应等情况。

在围手术期给予皮质类固醇，在减少术后疼痛或暂时性喉返神经麻痹方面的作用存在争议。

（伍小敏　罗佛全）

参考文献

麻醉学：问题为中心的病例讨论. 7 版. 王天龙，李民，冯艺，等，主译. 北京：北京大学医学出版社，2014.

米勒麻醉学. 8 版. 邓小明，曾因明，黄宇光，主译. 北京：北京大学医学出版社，2017.

杭燕南，庄心良，蒋豪等. 当代麻醉学. 上海：上海科学技术出版社，2002.

郑传铭，徐加杰，蒋烈浩，等. 无充气腋窝入路完全腔镜下甲状腺叶切除的方法 ——葛 - 郑氏七步法. 中国普通外科杂志，2019，28（11）：1066–1071.

中国医师协会介入医师分会超声介入专业委员会，中国医师协会介入医师分会肿瘤消融治疗专业委员会，中国医师协会甲状腺肿瘤消融治疗技术专家组，等. 原发性甲状腺功能亢进症热消融治疗专家共识及操作规范（2022 年版）. 中华内科杂志，2022，61（5）：507–516.

中国医师协会外科医师分会甲状腺外科医师委员会. 甲状腺及甲状旁腺手术中神经电生理监测临床指南（中国版）. 中国实用外科杂志，2013，33（6）：470–474.

BRANDON K N，JAMES S，DANIEL Q，et al. Perioperative analgesia for patients undergoing thyroidectomy and parathyroidectomy：an evidence–based review. Annals of Otology，Rhinology & Laryngology，2020，129（10）：949–963.

REBECCA A U，HENRY A R，EUGENE P，et al. A review of postoperative pain management for thyroid and parathyroid surgery. Journal of Surgical Research，2019，241：107–111.

WANG D，LONG Y Q，SUN Y，et al. Opioid–free total intravenous anesthesia for thyroid and parathyroid surgery：protocol for a randomized，double–blind，controlled trial. Frontiers in Medicine，2022，30（9）：939098.

第 5 章　本术式镜下的视野配合技巧

近年来，无充气腋窝入路腔镜甲状腺手术在国内甲状腺外科领域得到迅速推广。与传统开放甲状腺手术及其他入路腔镜甲状腺手术不同，无充气腋窝入路腔镜甲状腺手术具有侧面观视角、拉钩代替充气等特点，尤其是镜头与器械共同经过胸大肌表面狭长的手术空间，因此，该手术的难点不仅包括手术者（主刀医生）对镜下结构的辨识及处理，也包括扶镜手（第一助手）在手术全程的良好配合。一个好的扶镜手，可以全程、近距离、精准直视手术者的操作，不仅可以协助提高手术安全性、减少手术并发症等，还能协助手术者缩短无充气腋窝入路腔镜甲状腺手术的学习曲线。

在开展该手术的早期，常因为扶镜手与手术者配合不佳，而出现术区视野不清、角度不正、镜下操作干扰明显、镜头易被污染、画面不稳定等问题。如何能动态精准定位、有效利用手术空间、在保证手术视野全覆盖的同时避免对手术者的干扰，是困扰了很多手术团队的问题。因此，扶镜手首先要熟知手术流程及关键步骤，熟练掌握腔镜成像系统，更需要将扶镜操作进行标准化设定，保证手术能安全顺利进行，同时提升手术画面的可观赏性。

本章节，我们从扶镜手的视角，将无充气腋窝入路腔镜甲状腺手术的视野配合技巧进行了标准化梳理，规范患者体位的摆放及准备工作，提出"一支点、二入路、三平行、四注意"的扶镜要点，细化实际手术操作过程中的镜头视角及位置，旨在将抽象操作具体化，为扶镜手提供一定的参考。

5.1 体位及准备工作

术前的准备工作是所有外科手术至关重要的一个环节。在无充气腋窝入路腔镜甲状腺手术开始前，需要正确摆放患者的体位、合理设计手术切口、预先准备操作器械，以保障手术顺利进行。

1. 备皮与留置针

手术前告知患者清洁患侧的腋窝及颈前区域，可进行术区备皮。甲状腺手术为全身麻醉手术，术中需通过留置的静脉套管针进行麻醉及液体管理，对经腋窝腔镜甲状腺手术的患者，为方便液体管理、减少手术过程中手术医生与麻醉医生操作的互相干扰，对留置套管针的位置建议为下肢或健侧上肢。

2. 体位摆放

全身麻醉及气管插管完成后，患者取平仰卧位，患侧躯干边缘靠近手术床沿，对其颈后及肩后垫体位垫，使颈部适当过伸。如为颈椎病患者，需控制颈部过伸的程度，避免因体位摆放而诱发颈椎病发作；如患者的锁骨较高，可将肩后体位垫适当向头侧平移少许，减少患侧锁骨与甲状腺术区的高度差，便于手术观察及操作，减少术中器械对锁骨表面的压迫及摩擦，从而减轻患者术后锁骨区域的麻木疼痛等不适感。患者的头部可置于正中位或略偏向健侧，偏转程度不宜过大，以10°以内为宜，否则容易增加胸锁乳突肌的张力，影响手术操作，严重者可致术后胸锁乳突肌僵硬、肿胀、挛缩。另外，注意保护眼部，必要时可使用敷料贴等协助眼睑闭合，避免因术中眼睑闭合不全而造成角膜结膜损伤。

3. 患侧上肢的摆放

将手托板固定于患者的肩关节水平，向外90°展开。将患侧上肢自然外展置于托板上，依患者肩关节的自然活动度，最大程度地显露患侧腋窝，根据上肢外展的实际位置适度调整托板的位置，使上肢靠近托板边沿。虽然手术中镜头缺乏固定装置，但扶镜手可以将患者上肢作为支点，加强镜头的稳定性；同时，上肢自然外展可最大程度地减少术后患侧上肢麻木症状的发生（图5-1）。

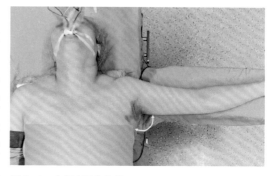

图 5-1　患侧上肢的摆放

4. 手术切口标记

取患侧腋窝第二皱褶线做切口（根据皮纹走向，可直线或弧线），切口的长度和位置以上肢自然下垂时不能看到为宜，切口内侧端不超过腋前线，长4~5cm。距手术切口中点的垂直线3~5cm与腋前线或乳腺边缘交界处为Trocar孔。Trocar孔的位置不宜靠近腋中线，以提起皮肤与锁骨处于同一水平面为宜。在手术切口与Trocar孔处，皮下注射肾上腺素盐水，浓度为1∶100000，以减少切口切开时真皮层的渗血（图5-2）。

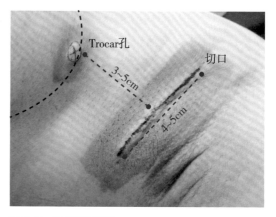

图 5-2　手术切口标记

5. 在手术区域消毒铺单

建议消毒范围（图5-3）为：患侧至腋后线及患侧前臂中段（建议上肢环周消毒），对侧至斜方肌前缘及健侧腋前线，头侧至下颌缘，足侧至剑突水平。铺无菌单时，先以2层中单铺垫于患侧上肢及腋窝下方，再用1个治疗单包裹患侧上肢前臂及手部，继续铺治疗单、中单、无菌洞巾，范围以能暴露腋窝切口、Trocar孔、胸前皮下隧道全程、颈前甲状腺区为宜（图 5-4）。

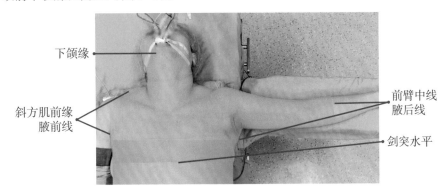

下颌缘

前臂中线
腋后线

斜方肌前缘
腋前线

剑突水平

图 5-3　手术消毒的范围

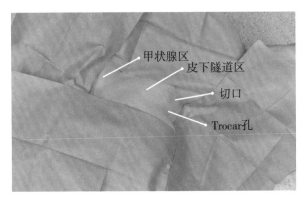

甲状腺区　皮下隧道区

切口

Trocar孔

图 5-4　手术区域铺单

6. 手术器械准备

除传统开放甲状腺手术的常规器械外，无充气腋窝入路腔镜甲状腺手术还需准备的内容如下所示。

（1）腔镜成像系统（图 5-5）：将腔镜显示器置于患者健侧床旁的颈部水平，正对手术者。建议选择医用检查内窥镜 30°视角高清摄像系统（2D 分体 30°高清镜头）；光纤与底座分体的设计，使得镜下视野可随光纤摆动而明显扩大，观看头侧角度时光纤需向足侧偏转，观看足侧角度时光纤需向头侧偏转，特殊角度时可辅以底座的适度偏转。

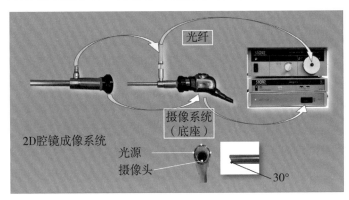

光纤

2D腔镜成像系统

摄像系统
（底座）

光源
摄像头

30°

图 5-5　腔镜成像系统

（2）经腋窝入路专用悬吊拉钩（图5-6）：将主杆支架固定于患者健侧床边，位于甲状腺区域水平，置入拉钩后，接入负压吸引系统；手术中主要使用的拉钩为角度偏向足侧的弯钩。

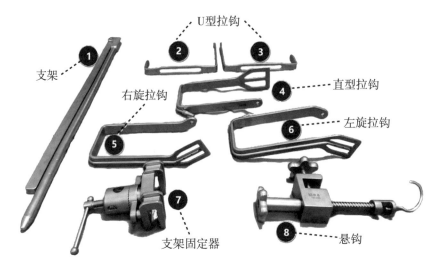

图5-6　经腋窝入路专用悬吊拉钩

（3）甲状腺腔镜操作器械（图5-7）：腔镜分离钳1~2把、无损伤抓钳1把、腔镜组织剪1把、腔镜吸引器1个，以及其他手术者需要的腔镜操作器械。

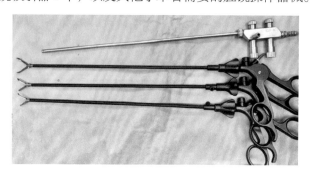

图5-7　甲状腺腔镜操作器械

（4）能量器械：单极电刀、双极电凝、超声刀等。

（5）其他手术者需要的器械：如术中神经监测系统等。

7. 手术人员的配备及位置

无充气腋窝入路腔镜甲状腺手术人员的标准配备（图5-8）为：手术者（主刀医生）、扶镜手（第一助手）、第二助手、器械护士。手术者与扶镜手分坐于患者患侧上肢的两侧，手术者位于患者足侧，扶镜手位于患者头侧。扶镜手在手术全程需双手扶镜，以患侧上肢为支点来加强镜头的稳定性。器械护士位于患者足侧。第二助手站立于患者健侧的床旁，正对手术者，协助直视下手术空间建立过程中的软组织牵拉的工作。在置入悬吊拉钩后，第二助手可转至手术者同侧，坐位观看手术过程。

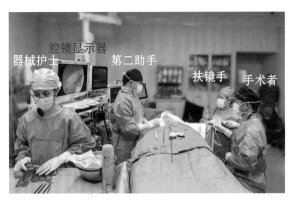

图 5-8　手术人员的配备及位置

5.2 手术空间与视觉平面的结合

与开放手术不同，腔镜手术进展的顺利与否和扶镜手的配合程度高低明显相关。而无充气腋窝入路腔镜甲状腺手术，因其侧面观视角、镜头与器械共腔隙操作、镜头无固定装置支撑的特点，使得扶镜手与手术者的术中配合显得尤为重要。为减少扶镜手与手术者之间的相互干扰，保证手术视野稳定及操作的规范精准，我们总结了"一支点、二入路、三平行、四注意"的扶镜要点。

1. 一支点：胸大肌表面

对扶镜手而言，无充气腋窝入路腔镜甲状腺手术的一个难点就是镜头无固定装置的支撑，需要巧用身体结构做支点，以维持镜头的稳定性。我们建议的一个支点（图5-9）是：胸大肌表面（近肩关节的位置）。扶镜手可先利用患者患侧上肢作为支撑（切记不可用力下压），在手术区域内再将胸大肌表面作为支点，使镜头与手术者操作器械分别位于两个不同的平面，避免手术过程中镜头对器械的干扰以及器械对镜头的遮挡。

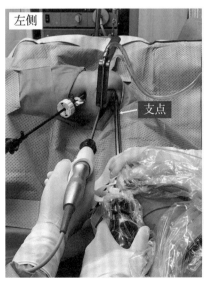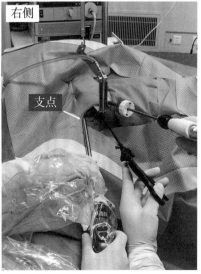

图 5-9　以胸大肌表面为支点

2. 二入路：术区头侧，术区正中位

在无充气腋窝入路腔镜甲状腺手术中，镜头与手术器械共用同一个切口入路、同一个操作腔隙，根据手术团队的配合习惯，对于镜头在手术区域内的位置，可将镜头放置于头侧，或放置于正中位。

（1）放于术区头侧（图 5-10）。

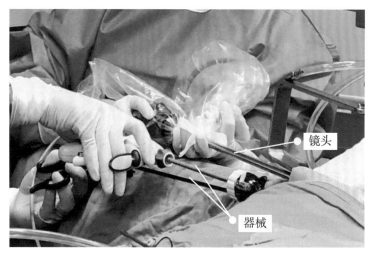

图 5-10　将镜头置于术区头侧

优点是：手术者的器械操作均位于镜头足侧，镜头受器械的影响小，手术全程镜下影像较稳定，手术观赏性较高；且此角度观察中央区下界及后界的视角更好，可以更好地保证淋巴清扫范围。

缺点是：此位置的观察路径易受到肩胛舌骨肌遮挡，观察甲状腺上极时角度受限，手术中需要充分游离松解肩胛舌骨肌且分离皮瓣的上界时需要向头侧扩展，充分显露甲状腺上极区域，但这种向头侧扩展的分离操作可能增加颈外静脉、锁骨上神经损伤的概率，操作过程中需要小心辨认结构（图 5-11）。

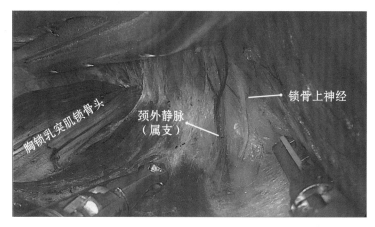

图 5-11　将镜头置于术区头侧的视野

（2）放于术区正中位（图 5-12）。

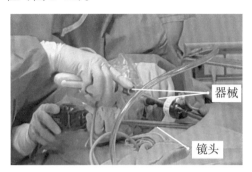

图 5-12　将镜头置于术区正中位

优点是：镜头始终位于手术者两个操作器械的中间，视野集中，镜下视角在手术全程均与手术者的操作方向一致，可适当减少建立腔隙的空间范围，省去游离肩胛舌骨肌的步骤，损伤周围神经、血管的可能性降低。

缺点是：手术全程镜头受器械操作的影响比较大，镜下影像的稳定性较差，观赏性会受到一定的影响；另外，此位置对中央区下界及后界的观察视角会有一定的限制，对于治疗性中央区淋巴清扫的患者，需要有经验的手术者充分利用解剖结构标识来判定清扫界限，并巧妙利用周围软组织连带牵拉作用来弥补视角上的观察缺失。

3. 三平行：胸大肌、胸锁乳突肌锁骨头、气管水平（头侧高 30°）

手术开始后，沿腋窝切口切开皮肤、皮下，直达胸大肌表面，在胸大肌肌膜前间隙扩展平面，这一部分主要是在手术者直视下操作，扶镜手可在此过程中利用镜头光纤进行手术灯光辅助。直视下分离皮瓣至锁骨处时，架设悬吊拉钩，利用拉钩提起皮下组织，转入镜下操作。

镜下操作过程中随着操作层次的逐渐深入，可以利用镜下的 3 个解剖结构设定 3 个视野参考平面。这 3 个结构分别为：胸大肌、胸锁乳突肌锁骨头、气管水平（头侧高 30°）。每个参考平面下需要完成的手术操作如下。

（1）胸大肌平面（图 5-13）

此参考平面下需要完成的操作主要是手术空间建立的前半段。在术区头侧或术区正中位放置腔镜镜头。将镜头位于胸大肌表面，镜下影像始终与胸大肌平行，通过调整光纤进行镜下操作的视野引导。在镜头引导下完成：①皮瓣分离；②利用胸大肌肌间沟，寻找胸锁乳突肌胸骨头与锁骨头之间的间隙，锐、钝性分离间隙，将拉钩置入胸锁乳突肌胸骨头深面。

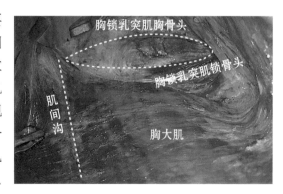

图 5-13　胸大肌的操作平面

（2）胸锁乳突肌锁骨头平面（图5-14）

此参考平面下完成手术空间建立的后半段。随着操作的深入，镜头越过胸大肌，向深部移动。此时，镜下影像改为与胸锁乳突肌锁骨头平行。在镜头引导下完成：①向头侧扩展，寻找并暴露肩胛舌骨肌；②游离肩胛舌骨肌，根据前述的2种镜头入路优缺点的分析，这一步骤对于镜头头侧入

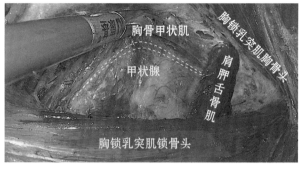

图5-14　胸锁乳突肌锁骨头的操作平面

路的扶镜方法尤为重要，充分游离松解肩胛舌骨肌有助于环甲间隙的暴露和甲状腺上极的处理；③分离胸骨甲状肌与甲状腺之间的间隙，提起胸骨甲状肌外缘，镜头引导下寻找到颈鞘内侧缘与胸骨甲状肌之间的界线，保护好颈血管的同时向深层分离，自甲状腺表面向头尾侧分离胸骨甲状肌与甲状腺之间的间隙。其间，小心凝闭离断甲状腺中静脉。完成此间隙的分离后，将拉钩置入胸骨甲状肌深面。切勿过度分离甲状腺前间隙，后续需要利用甲状腺与胸骨甲状肌之间的筋膜连接来带动甲状腺及中央区脂肪淋巴组织的上提，为后续甲状腺及中央区组织背侧结构的操作提供条件。

（3）气管水平（头侧高30°）

此参考平面下完成手术的核心操作，建议以气管水平作为参考，为配合手术者操作及观察习惯，建议将头侧略抬高约30°。鉴于这一部分均为精细操作，需要扶镜手充分利用腔镜镜头光纤及底座的调整，辅助手术者顺利进行手术操作。用拉钩将胸骨甲状肌向上牵拉，在镜头引导下完成甲状腺和中央区后界与椎前筋膜、食道、气管之间间隙的扩展，甲状腺和中央区前界与胸骨带状肌背侧分离，离断甲状腺上极、中央区下界、甲状腺峡部等操作。此平面的操作，会在5.3中进行详细描述。

4.四注意：远近搭配、进退缓行、避免交叉、中心明确

扶镜手需要充分理解，手术是一个动态过程，镜下视角并非一成不变，要根据手术的不同阶段、步骤及视野的要求，动态调整镜头的角度及与操作区的距离。

（1）远近搭配：镜头与操作区的距离可分为远景、近景两种。初期进行扶镜操作时，可以利用镜头进入镜下操作前在体外进行白平衡调整的过程中，感受不同距离的镜下影像表现，并通过手术来熟悉镜下结构及视角，形成肌肉记忆，镜下远近的调整逐渐精准和及时。

远景（图5-15a）时，镜头距离操作区约有10cm。一般在进行皮瓣分离、连续扩展间隙、能量器械激发的过程中，使用远景观察，既可以从比较广的角度观察操作区域的分离界限，又可以避免能量器械激发产生的水雾污染镜头。

近景（图5-15b）时，镜头距离操作区约有5~7cm。根据手术步骤的变化，有些部

位需要精细的分离操作，比如辨认及分离喉返神经表面筋膜、保留甲状旁腺及其血管、分离甲状腺根部神经及血管、辨认喉上神经等。以上操作过程中，均推荐使用近景，以更好地凸显腔镜的镜下结构的放大作用，协助手术者精准安全地处理精细结构。

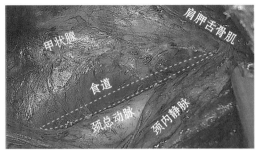
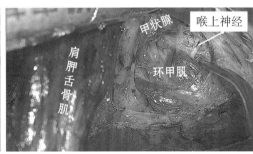

a　远景视野　　　　　　　　　　　　　　　　b　近景视野

图 5-15　视野

（2）进退缓行：手术中远景与近景的调整需要稳定进行，尽量在一个视野下完成尽可能多的手术操作，如确实需要运镜调整时，务必做到进退缓行，切勿忽远忽近。频繁、突然的镜头变动，明显降低镜下视角的稳定性，会加重包括手术者在内的观看人员的视觉不适，严重者可能诱发因前庭功能失调引起的眩晕感。

进退缓行在进行拉钩调节时具有比较重要的作用。腔隙建立的过程中，共有至少3次的拉钩调节过程：第1次为皮下隧道分离完成后，置入拉钩来牵拉皮下软组织；第2次为胸锁乳突肌两头间的间隙分离完成后，调整拉钩来牵拉胸骨头；第3次为胸骨甲状肌与甲状腺之间的间隙分离完成后，调整拉钩来牵拉包括胸骨甲状肌在内的颈前带状肌。调整拉钩的过程中，扶镜手首先需将光纤向一侧（一般为头侧）大角度的偏转，从拉钩深面直视拉钩前端，跟随拉钩的后撤退镜子，再跟随拉钩的重新置入进镜子。建议手术者利用腔镜器械引导拉钩调整，而拉钩调整的全程需要扶镜手的密切配合，使深层间隙的拉钩能在镜头直视下完成调整，减少因反复牵拉调整对组织的损伤的同时，还可以明显缩短手术时间（图5-16）。

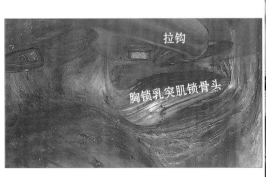
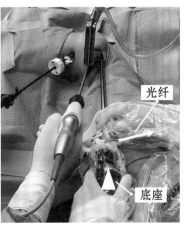

图 5-16　拉钩调整时的镜头光纤偏转

（3）避免交叉：腔镜甲状腺手术的手术空间相对较小，同时经腋窝入路又是相对独特的侧面观视角，在进行靠近边缘组织的操作时，会出现镜头与器械的相互交叉干扰。这些情况下，扶镜手需要巧妙利用手术空间，在不干扰手术者的情况下，看清楚操作区域的结构。

对于术区正中位的进镜方法，虽然镜头的稳定性相对不足，但因镜头与手术者的器械始终在同一方向，在避免交叉方面，只需要进行镜头上抬或下压的动作，保持镜头与器械不在同一平面即可达到目的。

对于术区偏头侧的进镜方法，虽然在绝大部分手术操作期间，镜头的稳定性高，观感较好，但在一些特殊部位，需要扶镜手熟悉并掌握镜头调整的位置及角度。这些部位包括：

1）甲状腺上极。此处需通过肩胛舌骨肌头侧间隙进行观察及操作，扶镜手需将镜头整体向头侧移动并下压固定（需要对抗一部分颈肩区软组织的张力），将光纤向头侧偏转，镜下观看的角度为甲状腺上极的头侧及背侧。手术者在镜头的上方及足侧操作（图5-17）。

2）甲状腺根部。此处一般易受肩胛舌骨肌遮挡，镜头整体下压固定在锁骨头平面。根据肩胛舌骨肌与胸锁乳突肌锁骨头交叉点的不同，进镜角度可在肩胛舌骨肌头侧或足侧，进镜在头侧时，将光纤向头侧偏转，观看角度为甲状腺根部的头侧及背侧；进镜在足侧时，将光纤向足侧偏转，观看角度为甲状腺根部的足侧及背侧（图5-18）。

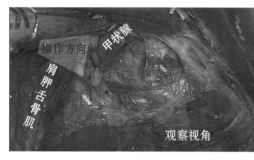
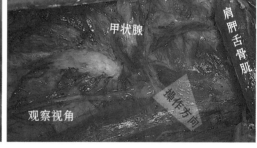

图5-17　处理上极时的镜头视角　　　　　　　图5-18　处理甲状腺根部时的镜头视角

3）中央区下界。处理中央区下界时，因喉返神经在气管左侧和右侧的走行不同，镜下操作略有不同。左侧操作时，将镜头上抬（可借助手术空间上方拉钩的边沿固定镜头），将光纤向头侧偏转，观看角度为喉返神经的上方及头侧，辅助手术者追踪到颈总动脉内侧、喉返神经镜下可及的最低点（图5-19a）；右侧操作时，先将镜头上抬、光纤向头侧偏转，完成喉返神经深面脂肪淋巴组织（Ⅵb区）与后方食管表面筋膜间隙的分离，追踪到喉返神经镜下可及的最低点（与颈总动脉交汇处），用器械钳夹上提Ⅵb区脂肪淋巴组织，镜头下压，将光纤向足侧逐渐偏转，辅助手术者完成Ⅵb区脂肪淋巴组织自足侧向头侧的清扫（图5-19b）。

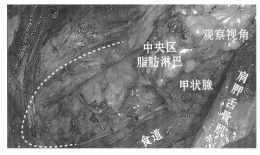 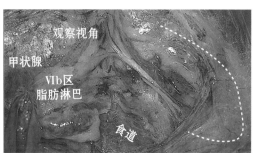

a　处理左侧中央区下界时的镜头视角　　　　　　　b　处理右侧中央区下界时的镜头视角

图 5-19　处理中心区下界时的镜头视角

（4）中心明确：这一特点是术区正中位进镜的最大优势，采用此种方式进镜的扶镜手只需要跟紧手术者的操作进程即可。对于从术区偏头侧进镜的方式，扶镜手需要通过镜头整体平移及光纤偏转的结合，保证操作区域位于镜下视野的正中位或黄金分割点，尤其在前述的特殊部位操作时，更需要注意镜头调整，切勿使操作区域偏于镜下视野的边缘或角落。

5.3　甲状腺腺叶切除与淋巴结清扫过程中的配合

此部分的手术操作为整个手术的核心，均在气管水平（头侧高 30°）视角下进行，因精细操作较多，整个过程中扶镜手需保持底座稳定，根据主刀操作的位置，远景、近景配合，微调光纤，运镜过程中切勿忽远忽近。

无充气腋窝入路腔镜甲状腺手术中，不同的手术团队有自己独特的甲状腺腺叶切除及中央区淋巴结清扫的步骤。本中心前期提出的"经腋窝无充气后方入路甲状腺系膜切除术"，从甲状腺及中央区脂肪淋巴组织背侧入路进行手术操作，精准定位及保护喉返神经、甲状旁腺等重要组织，在保证手术彻底性的同时，提高手术安全性。我们以 2D 分体 30° 高清镜头、术区偏头侧进镜方式为例，将手术步骤场景化，重点阐述在不同的场景下扶镜手镜下配合的视野覆盖和角度变换。

1. 拓展椎前筋膜前间隙

镜下角度：参考平面为气管水平（头侧高 30°），视角主要位于操作器械的上方及头侧。光纤以头侧偏转角度为主，随操作区域的移动来调整偏转角度：操作区域在足侧时，将光纤向头侧偏转；操作区域在头侧时，将光纤向足侧偏转。

术者操作（图 5-20）：用拉钩将胸骨甲状肌牵拉固定后，寻找甲状腺下动脉，在甲状腺下动脉自颈动脉鞘后方发出的点向内侧稍分离，即可进入椎前筋膜前间隙（此为"一点"，即在甲状腺下动脉从颈鞘后方穿出的点找寻椎前筋膜前间隙）。此间隙较为疏松，且内无神经、血管等重要的结构，可钝性分离拓展此层面（此为"二面"之一：椎前筋膜前间隙，该层面是中央区的后界，也是手术操作的主要平面）。

分离椎前筋膜前间隙，上至甲状腺上极背侧（此处的光纤位于足侧偏转位置），下至胸骨甲状肌的胸骨附着点（此处的光纤位于头侧偏转位置）。该间隙的前面即为食管和食管后筋膜（即内脏筋膜），该层面是中央区淋巴结脂肪后界。在左侧，甲状腺与外侧相连的结构为甲状腺下动脉。在右侧，甲状腺与外侧相连的结构为甲状腺下动脉以及右侧的喉返神经。

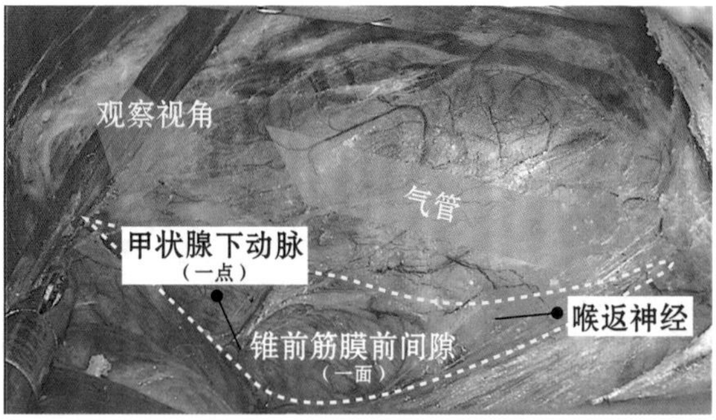

图 5-20 处理椎前筋膜前间隙时的镜头视角

2. 甲状腺系膜后界解剖

镜下角度：参考平面为气管水平（头侧高 30°），视角主要位于操作器械的上方及足侧，光纤以足侧偏转角度为主，随操作区域的移动调整偏转角度；操作区域在足侧时，将光纤向头侧偏转；操作区域在头侧时，将光纤向足侧偏转。

术者操作：甲状腺下动脉为 70% 的上甲状旁腺供血，也为 85% 的下甲状旁腺供血，如甲状腺下动脉主干及必要的分支受损，多数的甲状旁腺不能原位保留。用分离钳沿甲状腺下动脉分离，用超声刀或双极电凝将甲状腺下动脉及其分支裸化，剔除周围的脂肪组织。在裸化甲状腺下动脉的过程中，以喉返神经与甲状腺下动脉的交叉点为探查点，联合或不联合神经监测技术均可以探查出喉返神经，向头侧及足侧用分离钳在喉返神经表面分离，超声刀或双极电凝协助显露喉返神经。

向头侧分离时，先紧贴食管来剪开食管后筋膜，继续向内侧分离食管和甲状腺之间的筋膜，并探查甲状腺下动脉分支的上行支是否与上甲状旁腺相连。如果上甲状旁腺的血供来自甲状腺下动脉分支，在此分离过程中应予以保留。

再以喉返神经为指引，通过全程显露喉返神经，依次自下而上逐渐分离至甲状腺上极背侧来显露出环甲肌及环甲间隙。全程显露喉返神经的过程中，随着手术操作逐渐向头侧进行，将镜头光纤从偏头侧向足侧偏转。

向足侧分离时，左侧向下分离至锁骨上水平并向内侧分离至气管前间隙。右侧因喉返神经向外下方斜行以及右侧喉返神经后方中央区淋巴结脂肪（Ⅵb 亚区淋巴结）存在，可将喉返神经留置颈总动脉侧，将喉返神经与气管间脂肪充分上提，紧贴食管来剪开食管后筋膜，逐渐分离至显露气管前间隙，从喉返神经内侧清扫Ⅵb 亚区淋巴结。将中央区组织和甲状腺一起向上牵拉，在中央区脂肪背侧游离气管前间隙。

至此，在中央区下方到达"二面"中的"第二个面"：气管前间隙。该手术步骤自"第一个面"椎前筋膜前间隙为起点，以"第二个面"气管前间隙为终点，两个面之间的分离紧紧围绕"三线"展开，即喉返神经、甲状腺下动脉和食管与甲状腺间的交界线（图 5-21）。

3. 甲状腺上极处理

镜下角度：参考平面为气管水平（头侧高 30°），此处需通过肩胛舌骨肌头侧间隙进行观察及操作，注意规避肩胛舌骨肌对视野的影响。扶镜手需将镜头整体向头侧移动并下压固定（需要对抗一部分颈肩区软组织的张力），将光纤向头侧偏转，镜下观看的角度为甲状腺上极的头侧及背侧。手术者在镜头的上方及足侧操作。

术者操作（图 5-22）：自环甲间隙进入甲状腺上极背侧区域，充分游离甲状腺上极与环甲肌之间的间隙，将上极向外侧以及下方牵拉，紧贴甲状腺上极，用超声刀呈逆写 "C" 形处理甲状腺上极，进入环甲间隙，充分保护喉返神经以及喉上神经外支，离断甲状腺悬韧带，进入气管前间隙。对于喉上神经外支，可采用规避法，即不主动显露，可用神经监测探及喉上神经外支的大致的解剖部位，避开喉上神经的走行部位。

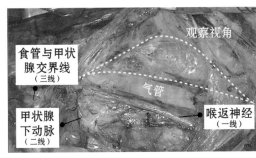

图 5-21　"第二个面"及"三线"

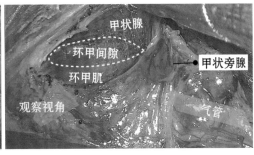

图 5-22　甲状腺上极处理

4. 中央区下界离断

镜下角度：参考平面为气管水平（头侧高 30°），视角主要位于操作器械的上方及头侧，光纤以头侧偏转角度为主。处理中央区下界时，将镜头上抬（可借助手术空间上方拉钩的边沿固定镜头），将光纤向头侧偏转，观看角度为喉返神经的上方及头侧。

术者操作（图 5-23）：沿甲状腺下动脉的分支向甲状腺及中央区方向寻找下甲状旁腺，探及下甲状旁腺后，如评估甲状旁腺可带血管原位保留，即用无损伤抓钳提起甲状旁腺及其周围脂肪囊，超声刀从甲状旁腺向甲状腺下动脉分支逆向分离会师。下甲状旁腺及其血管游离后，甲状腺体与外侧已无组织的牵连。

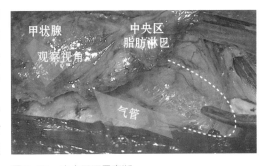

图 5-23　中央区下界离断

继续在甲状腺峡部背侧分离气管前间隙，头侧至椎体叶以及喉前淋巴结脂肪组织下方，随着器械向头侧的逐渐深入，将镜头光纤随之向足侧偏转。继续在气管前间隙向下方扩展至胸骨上窝，将镜头光纤随之向头侧偏转。

将甲状腺、中央区淋巴结及脂肪组织向外下方牵拉，充分游离甲状腺、中央区前界与颈前肌群的间隙，范围同气管前间隙的游离范围。将镜头上抬，将光纤向头侧偏转，手术者将中央区淋巴结脂肪组织向头侧牵拉，用超声刀在中央区前界分离颈深筋膜中层以及胸膜固有筋膜，充分凝闭甲状腺下血管，保留胸腺，在胸腺下方将中央区下界离断。

5. 甲状腺峡部离断及中央区淋巴结脂肪组织整体切除

镜下角度：参考平面为气管水平（头侧高 30°），视角主要位于操作器械的上方及足侧，将光纤偏向足侧。处理喉前组织及甲状腺椎体叶时，镜下视野建议将头侧再略微抬高 5° 左右，可通过旋转底座完成。

术者操作（图 5-24）：从中央区下界开始，自下而上，离断中央区淋巴结脂肪组织、甲状腺峡部，切除椎体叶以及喉前淋巴结组织及脂肪。

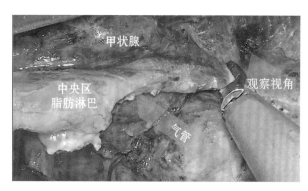

图 5-24 甲状腺峡部离断及中央区淋巴结脂肪组织的整体切除

完成以上操作后，将底座轻转，将气管位于水平平面，检查手术区域有无活动性出血，检查喉返神经（可利用神经监测系统检测喉返神经 R2 及迷走神经 V2 信号），检查保留的甲状旁腺血供如何。因甲状旁腺的血供来源变异较大，对于能够保留血供的甲状旁腺，提倡原位保留；如甲状旁腺的血供无法保留，建议尽早行甲状旁腺自体移植术，可移植至三角肌或胸大肌内。

这一章节，我们从扶镜手的角度，归纳总结了无充气腋窝入路腔镜甲状腺手术的准备工作、扶镜要点、术中配合。当然，每个手术团队有自己的操作和配合习惯，以上内容仅供参考，希望对刚刚开展无充气腋窝入路腔镜甲状腺手术的手术团队有所帮助。

（雷尚通　葛军娜　孙百慧）

参考文献

葛军娜，魏志刚，孙百慧，等. 无充气腋窝入路内镜甲状腺系膜切除术. 中国实用外科杂志，2021，41（12）：1434-1436.

WENJIE L，HAIQIAN X，LIBIN Z. Parathyroid micro vascular anatomy and thyroid lobectomy with capsular technique. Chin J Bases Clin Gen Surg，2013，1：102-107.

第6章　本术式的空间体系构建

6.1 美容切口的创新设计

颈外路径腔镜甲状腺手术切口的选择与设计需要考虑以下方面。

第一，要考虑颈部无疤痕，隐藏切口，保证颈部的美容外观。

第二，要考虑能顺利、安全地完成手术操作。

第三，要关注切口的局部特点，不增加额外的并发症。

2004年，韩国延世大学Chung教授最初开展无充气腋窝入路腔镜甲状腺手术时，设计为平行于腋前线的腋窝纵行切口，长约3.5~5.5cm，放置30°腔镜及腔镜器械，在此切口下方约5~7cm处的前胸壁做0.5cm的辅助切口，置入腔镜器械（图6-1）。

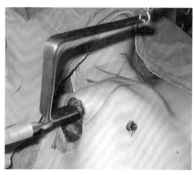 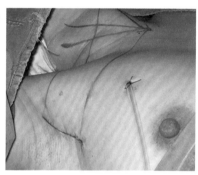

a　　　　　　　　　　　　　　　　b

图6-1　a为腋窝入路腔镜；b为腋窝及胸壁切口

2005年，韩国汉阳大学Kyung Tae教授将切口改进为两种方式（图6-2）：一是腋窝纵行主切口＋乳晕辅助切口；二是腋窝纵行主切口＋腋下辅助切口。前者更加有利于减少器械相互干扰，但后者的美容效果更佳，患者的接受度更高。目前，韩国、欧美、东南亚、印度等以第二种切口为主，其也是国际上机器人甲状腺手术最常用的、病例数最大的手术路径。

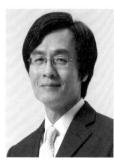 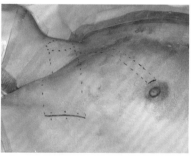 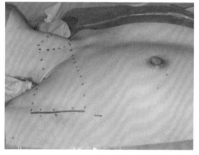

a　　　　　　　　　　　b　　　　　　　　　　　　　　　c

图6-2　a为Kyung Tae教授；b为腋窝纵行主切口＋乳晕辅助切口；c为腋窝纵行主切口＋腋下辅助切口

腋窝纵行切口（图 6-3）的优势和劣势如下。

优势：切口较大（机器人手术时，切口长度为 5cm），胸大肌表面游离方便，建腔后操作空间大，可以增加器械操作的自由度，减少相互干扰和筷子效应，尤其是针对锁骨弧度较高的患者，减少锁骨阻挡器械。另外，这对于需要较大空间的机器人甲状腺腋窝入路手术更加有利，可以从主切口置入 3 个机械臂：30° 腔镜、抓钳、Maryland钳；从辅助切口置入 1 个机械臂：超声刀。

劣势：有纵行疤痕，上肢活动牵拉有不适感，且美容效果欠佳（图 6-3）。

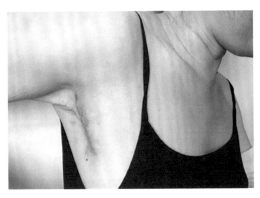
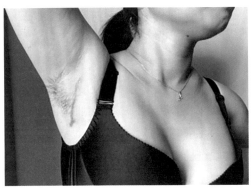

a   b

图 6-3　a 为腋窝纵行切口；b 为腋窝纵行切口愈合后

我国的葛明华、郑传铭等于 2017 年初开展该术式后，根据临床实践和患者反馈的情况，结合亚洲人群的腋窝解剖的生理特点，将切口进行了创新和改进，重新设计腋窝切口：选择患侧腋窝第 I 或 II 主皮纹（根据个体的不同，同时考虑美容效果与手术操作的便利），做长为 3.5~4.5cm 斜行的切口，切口前端不超过腋前线。在该主切口下方，于腋前线与乳房外上边缘的交叉处做 0.5cm 切口，置入 Trocar（图 6-4）。

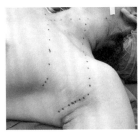
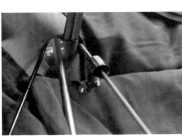
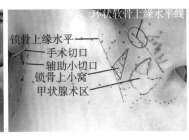

a   b   c

图 6-4　a 为腋窝自然皮纹切口；b 为腋窝入路空间构建；c 为体表标志

此切口符合生理自然皮纹，在保证美容、功能兼得的同时，不影响手术操作，国内无充气腋窝入路腔镜甲状腺手术均采用此改进后的美容切口（图 6-5）。

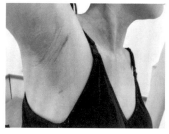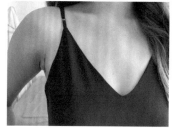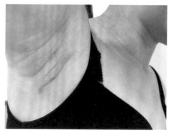

a   b   c

图 6-5 腋窝美容切口的效果

6.2 手术空间构建的三步骤

国外进行无充气腋窝入路腔镜甲状腺手术时，建腔过程由第一助手和第二助手负责拉钩，主刀佩戴有光源的头镜。用电刀游离皮瓣，建立手术腔隙，必要时用双极电凝止血，从腋窝切口—胸大肌表面—越过锁骨—胸锁乳突肌肌间隙—颈前带状肌深面开展。随着建腔的深入，将短头拉钩更换为长头拉钩，最后为带冷光源的超长拉钩。其建腔过程一般约 30min，全凭助手体力拉钩，体能消耗极大（图 6-6）。

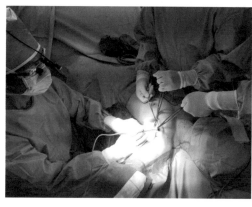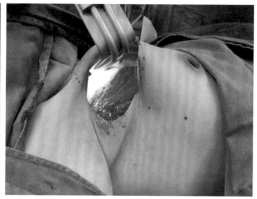

a   b

图 6-6 a 为主刀戴头灯，助手拉钩建腔；b 为带冷光源的拉钩

我们团队在开展本术式的同时，通过不断实践、创新和改进，在实践中总结经验，提出"无充气腔镜甲状腺手术空间体系构建的理念"：关键依靠手术空间构建的设备，无需充入 CO_2 气体，避免了 CO_2 可能导致的高碳酸血症、气栓等风险，且负压吸引术腔烟雾，维持持续负压的空间，重点强调利用颈部肌肉自然间隙建腔的理念，应用专用的空间构建体系来维持良好的垂直空间和水平空间。

这充分体现"以人为本"的理念，同时兼顾患者与医生，降低对患者的手术损伤，同时减轻外科医生的工作量，缩短手术时间，维持良好且持续、稳定、清晰的负压手术空间。我们将手术建腔过程分为 3 个阶段。

（1）第一阶段：从腋窝切口至锁骨上缘水平（时间 5min）

此阶段由助手拉钩，用长电刀头由腋窝切口进入，沿胸大肌肌膜表面游离皮瓣，做一个近似四边形的皮下隧道，内下界至胸锁乳突肌胸骨部（或者显露锁骨的内侧头），外上界至胸锁乳突肌中下 1/3 交界处。第 1 个解剖标志为胸锁乳突肌胸骨部（图 6-7）。特别注意的是，在游离锁骨上皮瓣时，注意保护锁骨上神经，减少术后此区域皮肤麻木感的发生，皮瓣前沿勿超过胸锁乳突肌胸骨部。

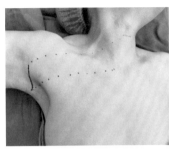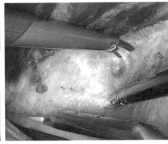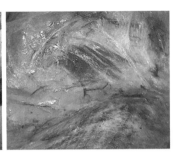

a　　　　　　　　　　　　　b　　　　　　　　　　　　　c

图 6-7　a 为腋窝美容切口；b 为胸大肌筋膜表面分离皮瓣；c 为显露 SCM 下端

（2）第二阶段：胸锁乳突肌胸骨部—锁骨部肌间区的自然间隙（时间 5min）

此阶段运用无充气建腔设备将皮瓣悬吊，探查并识别胸锁乳突肌胸骨部与锁骨部之间的自然间隙。分离此间隙，上界至甲状软骨下缘水平，下界至胸锁乳突肌胸骨附着处，用超声刀凝闭此间隙内的微小滋养血管，注意保护胸锁乳突肌肌纤维的完整。显露第 2 个解剖标志物：肩甲舌骨肌（图 6-8）。此阶段重点注意胸锁乳突肌外侧缘颈外静脉的走行，保护颈外静脉勿受损伤。

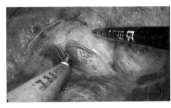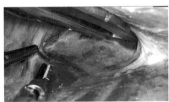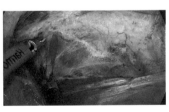

a　　　　　　　　　　　　　b　　　　　　　　　　　　　c

图 6-8　a 为 SCM 胸骨头与锁骨头之间的自然间隙；b 为用拉钩拉起 SCM 胸骨头；c 为显露肩胛舌骨肌

（3）第三阶段：胸骨甲状肌与甲状腺的自然间隙（时间 5~10min）

于颈鞘内侧（颈内静脉）与胸骨甲状肌外侧缘之间进行分离，游离颈前带状肌深面与甲状腺之间的自然间隙。分离范围：内侧至甲状腺一侧腺叶纵行中线（若要行全甲状腺切除，则分离至甲状腺峡部），外界为颈动脉鞘，下界至胸骨上窝切迹，上界至甲状腺上极。置入悬吊拉钩来完成建腔，保持持续高负压吸引，建立和维持稳定且清晰的手术空间，显露甲状腺（图 6-9）。此步骤重点保护颈内静脉勿受损伤。

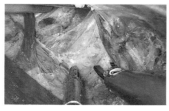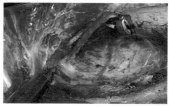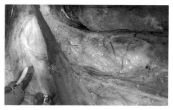

a   b   c

图 6-9 a 为带状肌与颈内静脉的间隙；b 为带状肌与甲状腺的间隙；c 为显露甲状腺

6.3 建腔设备的设计与手术空间的维护

GUA 的器械包括常规的腔镜系统、内镜器械和相关的特殊器械。

常规的器械在一般情况下包括：直径 10mm 的 30° 腔镜及高清成像系统；腔镜手术的能量系统（如超声刀、LigaSure 等）、5mm 的 Trocar、长柄电刀、电凝钩、2 套负压吸引系统；腔镜下使用的无损伤抓钳、分离钳、持针器、血管闭合器、组织剪、标本取出袋等。

特殊器械主要是指：具有持续负压吸引功能的可调节无充气甲状腺腔镜手术空间体系构建的设备，这是 GUA 手术必备的、重要的设备。有条件的单位可使用神经监测多功能分离钳、minilap、神经监测仪等。

我们团队刚开始开展本术式的时候，进行了很多的尝试，使用过 S 拉钩、妇科带光源的拉钩，并在 Miccoli 拉钩的基础上研发了第一代无充气腔镜甲状腺手术拉钩（图 6-10）。

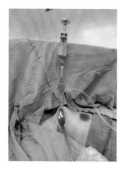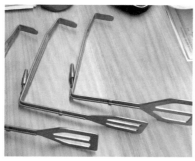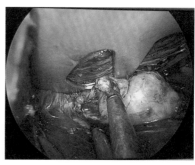

a   b   c

图 6-10 a 为 Miccoli 拉钩构架；b 为第一代拉钩；c 为甲状腺区空间狭小

但固定装置的灵活度不够，不利于"三推进"悬吊建腔法的开展，且拉钩的刚性不足，建腔时腋窝切口处的牵拉空间大，但甲状腺区域的空间狭窄，垂直空间严重不足，影响手术操作，尤其是对于甲状腺结节较大者。

其后，我们根据国外 Chung 氏拉钩，设计出第二代无充气腔镜甲状腺手术拉钩（图 6-11）。

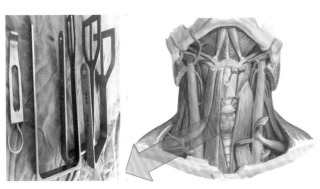
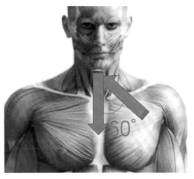

a　　　　　　　　　　b　　　　　　　　　　　　c

图 6-11　a 为第二代拉钩；b 为拉钩头与带状肌三角形区；c 为拉钩与带状肌成

　　第二代为直头的设计，但根据颈前带状的纵行走向，腋窝入路拉钩，两者构成一个 60° 左右的成角，因而导致拉钩头只有一个三角形的位置与颈前带状肌受力牵拉，容易损伤肌肉，影响空间稳定，所以，我们团队进一步改进，根据人体肌肉解剖和人体力学的研究，研发了第三代建腔设备。

　　具有持续负压吸引功能的可调节无充气腔镜甲状腺手术空间体系构建设备见图 6-12。

6.4　自然间隙的空间构建理念

　　腔镜甲状腺手术空间的构建一直以来都被不少学者诟病是人为建立的手术腔间，给患者带来额外的创伤和破坏，不像胸腔和腹腔那样利用天然的腔隙进行手术。另外，传统开放手术、经口入路和经胸乳入路等路径腔镜甲状腺手术均需要分离胸骨上颈前区域的皮瓣（图 6-13），并打开颈白线，进行甲状腺手术。

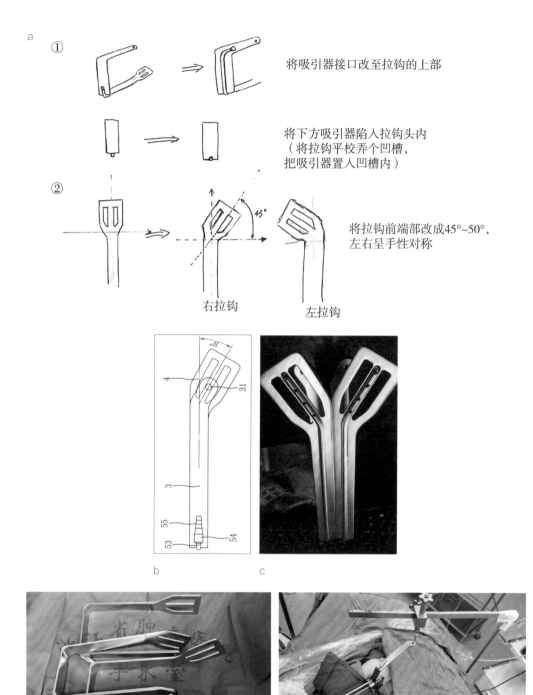

图 6-12　a 为手工草图；b 为工程技术图；c 为左、右拉钩；d 为第三代拉钩；e 为空间体系构建

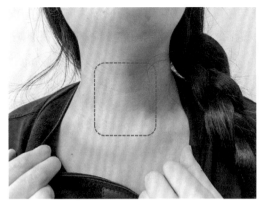
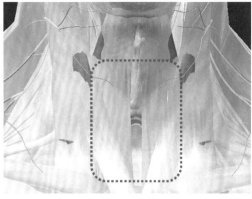

a

b

图 6-13　a 为开放手术颈前皮瓣区域；b 为皮瓣范围

　　这样必将使颈前区"皮—肉分离"，很多患者因此有术后的颈部不适。现代甲状腺外科的功能保护理念，除"喉返神经、喉上神经"和"甲状腺旁腺"两大功能的保护之外，颈前功能区成为第三大需要重点保护的区域。

　　颈前功能区的定义为颈前上界舌骨水平、下界胸骨上切迹水平、两侧为胸锁乳突肌前缘之间的区域（图 6-14）。

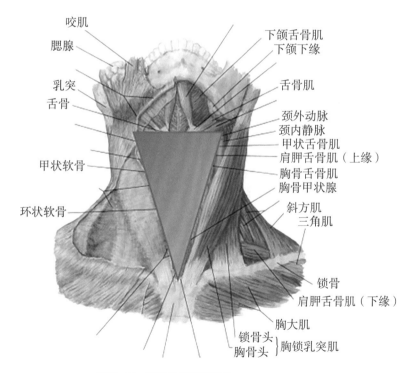

咬肌
腮腺
乳突
舌骨
甲状软骨
环状软骨

下颌舌骨肌
下颌下缘
舌骨肌
颈外动脉
颈内静脉
甲状舌骨肌
肩胛舌骨肌（上缘）
胸骨舌骨肌
胸骨甲状腺
斜方肌
三角肌
锁骨
肩胛舌骨肌（下缘）
胸大肌
锁骨头
胸骨头　胸锁乳突肌

图 6-14　颈前功能区的范围

　　颈前功能区的功能包括：美容、感觉和运动。与之相关的感觉神经为颈丛神经的颈横神经。运动主要为吞咽的上下联动，包括喉、咽、支管的联合运动。通常情况下，颈部肌肉因其解剖间隙、套封筋膜等结构的存在，在吞咽动作时让颈前中下区域的皮肤并不会跟随咽、喉、气管一起上下运动。破坏此结构，导致颈前皮瓣与深部肌肉粘连，在吞咽运动时将导致皮肤与颈前带状肌、气管、喉一起联动，影响患者的颈部舒适感，严重者会影响生活质量。

无充气腋窝入路腔镜甲状腺手术，因其独特的侧方路径和视角，利用胸锁乳突肌胸骨部与锁骨部之间的自然间隙，以及颈前带状肌深面与甲状腺外科被膜之间的自然间隙，建立手术空间，不分离颈前带状肌与皮瓣，不用打开颈白线，全面保护颈前功能区的美观、感觉和运动功能（图6-15）。

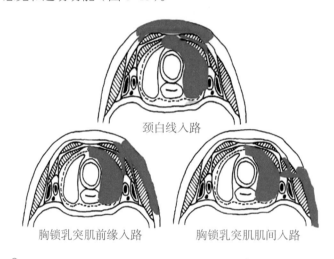

颈白线入路

胸锁乳突肌前缘入路　　　　　　　胸锁乳突肌肌间入路

a

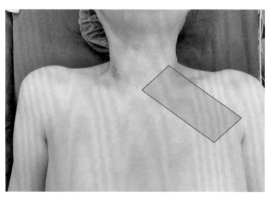

b

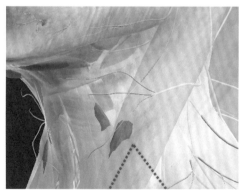

c

图6-15　a为三种不同路径；b为腋窝入路皮瓣区域图；c为侧方路径的视角

因此，从腋窝切口，通过胸锁乳突肌肌间自然间隙的路径，在颈前带状肌深面建立手术空间，通过我们团队研发的空间构建体系维持良好的手术垂直空间和水平空间，是无充气腋窝入路腔镜甲状腺手术的必要前提和重要保障，在达到根治肿瘤的前提下，充分保障了颈前功能区，明显改善患者术后的生活质量。

（徐加杰　吕　恬　郑传铭）

参考文献

葛明华，郑传铭.无充气腋窝入路腔镜甲状腺手术专家共识（2022版）.中华内分泌外科杂志，2021（6）：557–563.

胡啸天，忻莹，郑传铭，等.无充气腋窝入路完全腔镜甲状腺手术的"三推进"悬吊建腔法.浙江大学学报（医学版），2021（6）：694–700.

李秀萍，俞红梅，徐志伟，等.改良无充气经腋窝腔镜甲状腺手术治疗甲状腺微小乳头状癌的疗效分析.中华内分泌外科杂志，2021，15（3）：273–277.

陆东宁，徐加杰，郭海巍，等.无充气腋窝入路腔镜下双侧甲状腺手术初步体会.中华内分泌外科杂志，2022，16（4）：401–405.

王佳峰，徐加杰，蒋烈浩，等.无充气腋窝入路完全腔镜下甲状腺癌根治术对术后颈部功能影响的初步研究.中华内分泌外科杂志，2021，15（1）：10–14.

徐加杰，张李卓，张启弘，等.无充气经腋窝腔镜甲状腺手术的临床应用.中华耳鼻咽喉头颈外科杂志，2020，55（10）：913–920.

郑传铭，毛晓春，王佳峰，等.无充气腋窝入路完全腔镜下甲状腺癌根治术效果初步评价初期体会.中国肿瘤临床，2018，45（1）：27–32.

郑传铭，徐加杰，蒋烈浩，等.无充气腋窝入路完全腔镜下甲状腺叶切除的方法——葛–郑氏七步法.中国普通外科杂志，2019，11：1336–1341.

AIDAN P, ARORA A, LORINCZ B, et al. Robotic thyroid surgery: current perspectives and future considerations. ORL J Otorhinolaryngol Relat Spec，2018：1–9.

CHUNG Y S, CHOE J H, KANG K H, et al. Endoscopic thyroidectomy for thyroid malignancies: comparison with conventional open thyroidectomy. World J Surg, 2007, 31（12）：2302–2306.

JIN X, LU B, CAI X, et al. Total endoscopic thyroidectomy via bilateral breast and ipsilateral axillary approach: a clinical feasibility study. J Craniofac Surg, 2014, 25（3）：738–741.

JI Y B, SONG C M, BANG H S, et al. Long–term cosmetic outcomes after robotic/endoscopic thyroidectomy by a gasless unilateral axillo–breast or axillary approach. Laparoendosc Adv Surg Tech A, 2014, 24（4）：248–253.

KANDIL E, HAMMAD A Y, WALVEKAR R R, et al. Robotic thyroidectomy versus nonrobotic approaches: a meta–analysis examining surgical outcomes. Surg Innov, 2016, 23（3）：317–325.

SONG C M, JI Y B, BANG H S, et al. Postoperative pain after robotic thyroidectomy by a gasless unilateral axillo–breast or axillary approach. Surg Laparosc Endosc Percutan Tech, 2015, 25（6）：478–482.

SUNG E S, JI Y B, SONG C M, et al. Robotic thyroidectomy: comparison of a postauricular facelift approach with a gasless unilateral axillary approach. Otolaryngol Head Neck Surg, 2016, 154（6）：

997–1004.

TAE K, JI Y B, CHO S H, et al. Initial experience with a gasless unilateral axillo–breast or axillary approach endoscopic thyroidectomy for papillary thyroid microcarcinoma: comparison with conventional open thyroidectomy. Surg Laparosc Endosc Percutan Tech, 2011, 21（3）: 162–169.

TAE K, SONG C M, JI Y B, et al. Oncologic outcomes of robotic thyroidectomy: 5–year experience with propensity score matching. Surg Endosc, 2016, 30（11）: 4785–4792.

ZHENG G B, XU X J, WU G C, et al. Transoral versus gasless transaxillary endoscopic thyroidectomy: a comparable study. Updates in Surgery, 2021, 295: 302.

ZHANG W C, LU D N, XU J J, et al. Clinical application of endoscopic surgery using a gasless unilateral transaxillary approach in the treatment of primary hyperparathyroidism. Front Surg, 2020, 9: 962463.

第 7 章　甲状腺腺叶切除及中央区淋巴结清扫术

7.1 手术适应证与禁忌证

　　腔镜甲状腺外科进行甲状腺肿瘤手术时，仅为手术路径不同，其手术切除的范围必须保证与常规开放手术相同。腋窝入路腔镜行单侧甲状腺手术具有手术时间短、视野清晰、神经和旁腺显露好、术者和患者接受度高等优势。不过，单侧腋窝入路行对侧甲状腺手术具有一定的技术难度，但经验丰富的外科医生对选择后的患者实施经单侧腋窝入路全甲状腺切除术和双侧中央区清扫是可行的。对于甲状腺恶性肿瘤，肿瘤学安全是首先考虑的问题，尽管目前已有大样本的研究显示，在严格选择病例的前提下，GUA可取得同开放手术同样的效果，但关于肿瘤复发和生存的长期随访研究仍有限，因此，《无充气腋窝入路腔镜甲状腺手术专家共识（2022 版）》建议综合考虑患者及甲状腺疾病的因素，严格把握GUA的适应证。

7.1.1 适应证

　　（1）需要手术的甲状腺结节、腺瘤等良性病灶的最大直径 ≤ 6cm（对于囊性，可放宽至 6~8cm）。

　　（2）需要手术的甲状腺功能亢进患者，且甲状腺肿大不超过 Ⅱ 度。

　　（3）分化型甲状腺癌（differentiated thyroid carcinoma，DTC）同时满足以下情况：①原发灶的最大直径 < 4cm；②无腺外侵犯或仅突破甲状腺前包膜的微小外侵病灶或微小侵犯胸骨甲状肌；③cN0 或 cN1 且转移淋巴结无相互融合、固定。

　　一般推荐单侧腋窝入路行患侧甲状腺及淋巴结手术，若需同时进行对侧甲状腺手术，可由经验丰富的医生实施，或者选择双侧腋窝入路。

　　若选择单侧腋窝入路行双侧甲状腺手术，对侧叶肿块的最大直径 ≤ 3cm（对于囊性，可放宽至 4cm）。对于单侧癌，一般推荐患侧腋窝入路行患侧甲状腺及中央区淋巴结清扫，同时进行对侧甲状腺手术；对于双侧癌，一般推荐右侧腋窝入路行右侧甲状腺及中央区淋巴结清扫（考虑到右侧 Ⅵb 区淋巴结清扫的彻底性），同时进行左侧甲状腺手术。

7.1.2 相对禁忌证

　　（1）过于肥胖或肌肉过于发达。

　　（2）颈、胸部畸形及锁骨畸形。

　　（3）肿瘤突破后包膜或肿瘤位置接近喉返神经入喉处。

　　（4）转移淋巴结较大、较多，有包膜外侵。

　　上述情况会增加手术难度，降低肿瘤切除的安全性，需慎重选择。

7.1.3 禁忌证

（1）伴严重并存病而无法耐受全麻或者常规手术体位者。

（2）既往有患侧颈部手术史、放疗史或热消融治疗史。

（3）实质性的良性病灶较大（直径＞6cm），Ⅲ度肿大的甲状腺功能亢进，胸骨后甲状腺肿。

（4）分化型甲状腺癌明显腺外侵犯，如侵犯喉返神经、喉、气管、食管等。

（5）分化型甲状腺癌伴上纵隔淋巴结转移或转移淋巴结融合、固定。

（6）不良预后病理亚型的分化型甲状腺癌，去分化甲状腺癌。

（7）甲状腺肿瘤合并严重的甲状腺炎性疾病。

综上所述，《无充气腋窝入路腔镜甲状腺手术专家共识（2022版）》强调并推荐：应综合考虑患者和甲状腺疾病因素来决定选择实施GUA，GUA的手术范围必须同开放手术一致。单侧腋窝入路行同侧甲状腺手术为首选或优选的术式，对侧甲状腺手术可由经验丰富的医生对经过高度选择后的患者实施。对于最大直径≤6cm的甲状腺良性结节，囊性为主的结节可放宽至6~8cm的直径，可实施GUA。术前评估为低危及部分中危的DTC，可行GUA，不建议对高危的DTC行GUA。对于DTC存在以下情况之一者，不推荐施行GUA：①肿瘤浸润侵犯气管、食管、颈动静脉或喉返神经；②颈部转移淋巴结相互融合、固定，或伴锁骨下、纵隔淋巴结转移；③合并远处转移。不建议对恶性程度高的甲状腺癌（如遗传性甲状腺髓样癌、去分化甲状腺癌）行GUA。对于肌肉过于发达、锁骨过高、颈胸部（包括颈椎或胸椎）畸形的患者，不推荐施行GUA。对于合并严重的桥本甲状腺炎或甲亢患者，不推荐常规施行GUA。

（郑传铭　李　超　张超杰）

7.2 甲状腺腺叶切除术

我们团队在葛明华教授的带领下，通过艰难的早期探索，不断地创新、改进无充气腋窝入路腔镜甲状腺手术的方法、设备和技术，总结前期近千例的手术过程，凝练和总结了"无充气腋窝入路腔镜下甲状腺叶切除的方法——葛–郑氏七步法"。在建立手术操作空间体系显露甲状腺后，进行甲状腺叶及峡部的切除，具体如下。

7.2.1 甲状腺上极（喉上神经、上极血管）的处理

向内下牵拉甲状腺上极，沿颈总动脉向上分离，随后将甲状腺上极向外下牵引，沿环甲肌–甲状腺上极间隙分离，从而显露甲状腺上极血管；亦可沿甲状腺上极背侧，沿环甲肌–甲状腺上极间隙分离，游离甲状腺上极血管。切勿急于使用超声刀离断甲状腺上极，应先识别并保护喉上神经，可用神经探针探测喉上神经（图7-1），用刺激电流1.0~3.0mA查找并确定喉上神经。若喉上神经为Type 2a、2b型，应仔细解剖甲状腺上极，也可在超声刀凝闭前采用规避法，用刺激电流3.0mA探测准备离断的位置是

否有喉上神经的刺激信号，如环甲肌收缩或有肌电信号。在确定无喉上神经信号后，用超声刀多点凝闭离断的方法离断甲状腺上动脉（若血管较粗，可加用钛夹或可吸收夹）。

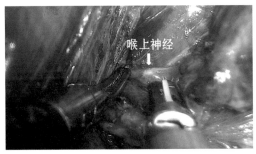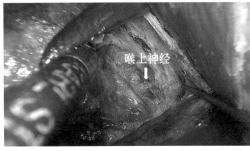

a　　　　　　　　　　　　　　　　　　　b

图 7-1　a 为右侧上极，喉上神经；b 为左侧上极，喉上神经

7.2.2　上、下甲状旁腺的保留与处理

离断甲状腺上极血管后，将甲状腺上极向内下方牵拉，充分游离甲状腺上极腺体与环甲肌之间的间隙，利用精细化被膜解剖技术，在甲状腺上极背侧（喉返神经入喉处外上方）仔细辨认并原位保留上甲状旁腺，注意紧贴腺体分离以保护其血供（图 7-2）。其后，将腔镜聚焦甲状腺下极的周围，探查并识别下甲状旁腺，在明确能保留其血供的前提下可以原位保留，否则行自体移植（A

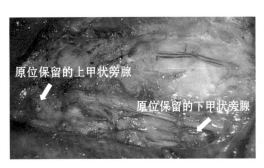

图 7-2　上、下甲状旁腺

型）。由于考虑到需要行中央区淋巴结清扫，对于与胸腺相连的下甲状腺旁腺（B2 型，B3 型），一般可将其连同胸腺保留并置于术腔的顶部。对于保留下来有瘀血的旁腺腺体，可以用行针头或剪刀打开包膜，放出瘀血。总之，在高清腔镜镜头的放大效应及甲状旁腺负显影药剂的应用下，识别甲状旁腺已非难事，关键在于保护旁腺血供，避免能量器械的热损伤。

7.2.3　甲状腺下极、喉返神经的解剖与保护

腋窝入路的视角与常规的开放手术一致，非常有利于解剖喉返神经。一般先处理甲状腺中静脉，充分游离该静脉，运用超声刀多点凝闭离断的方法来确保安全离断该血管，在近心端也可用钛夹或 Homelock。

利用建腔拉钩在牵引颈前带状肌的同时，将甲状腺腺体牵拉向对侧，显露气管食管沟，在甲状腺下动脉分叉周围寻找识别喉返神经。若按照腔镜下画面时钟定位神经，一般左侧喉返神经位于镜下视野的 7 点钟的位置，右侧喉返神经在 5 点钟的位置。神经监测探针用十字探查方法定位喉返神经，明确解剖并保护喉返神经后，用超声刀离

断甲状腺下动脉 2~3 级分支及伴行静脉，尽可能保护甲状腺下动脉上行支，沿神经路径至入喉处，由下至上用分离钳仔细分离，用超声刀逐步离断（图 7-3）。应特别注意超声刀的使用技巧，"小步快跑"，让功能刀头远离神经，为确保神经不受损伤，最好能保持 3~5mm 以上的距离。

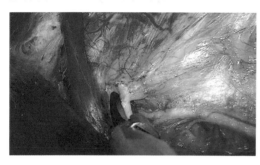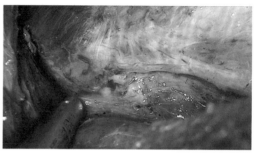

a   b

图 7-3　a 为解剖并识别右侧喉返神经；b 为全程解剖并保护右侧喉返神经

7.2.4 离断甲状腺下极并显露气管

在甲状腺下动脉区域解剖并保护喉返神经后，可以与第五步交叉进行操作，即在继续解剖喉返神经前，可先凝闭离断甲状腺下极血管，显露气管。气管作为本术式的第三个标志物（图 7-4）。此处应注意：①超声刀勿损伤气管，千万不能将功能刀头压着气管壁进行操作；②在处理气管前方血管时，应同时注意辨认下甲状旁腺，同时保留胸腺；③注意识别部分患者出现的高位无名动脉及静脉，勿损伤。

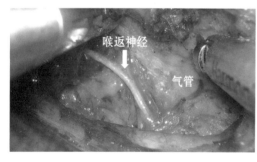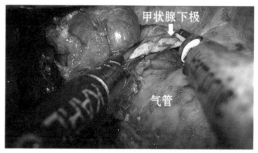

a   b

图 7-4　a 为显露气管；b 为凝闭下极血管

7.2.5 处理入喉处，离断峡部，完成切除腺叶及峡部

解剖喉返神经至入喉处，部分患者的 Zuckerkandl 结节较大，更应发挥经腋窝入路侧路路径的优势——建腔拉钩可将甲状腺腺体牵拉向对侧，充分显露入喉处，可用盐水润湿小纱布，将神经轻轻向背侧推开，然后用超声刀"小口操作"逐步离断甲状腺悬韧带（图 7-5）。

注意事项：①牵拉甲状腺腺体时切勿将喉返神经牵拉成锐角，操作应轻柔；②分离钳操作时勿损伤入喉处的微小血管，若有出血，切忌盲目烧灼或夹持，用带侧孔的吸引器把血液吸除，也可用小棉片或小纱布压迫，看清楚后，将喉返神经保护确切，然后用超声刀或双极电凝止血；③在喉返神经入喉口上方，若腺体与气管间隙致密，可考虑使用双极电凝，然后用组织剪剪开，可做到肉眼下无甲状腺腺体残留。

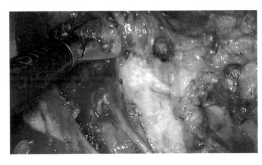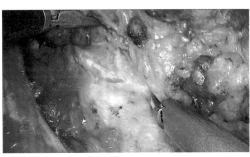

图 7-5　a 为保护喉返神经，离断悬韧带；b 为离断甲状腺峡部

　　根据手术范围的要求，若腺叶切除可沿气管正中离断峡部，且若行腺叶＋峡部切除术，则在靠对侧腺体离断峡部。凝闭离断时注意超声刀的功能刀头在上方，或者始终与气管保持间隙。

　　切除标本后必须用标本袋完整取出，而且对腋窝切口用建腔设备牵拉，有较大的取出操作的空间，取出标本非常便利。取出后，运用温蒸馏水反复冲洗术腔，严密止血，放置引流管从腋窝引出，撤出建腔拉钩，颈部肌肉自然复位且无需缝合，只需缝合腋窝切口（图 7-6）。

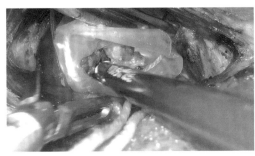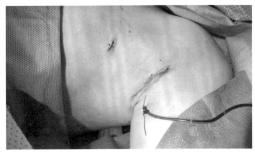

图 7-6　a 为用标本袋取出标本；b 为缝合腋窝切口

　　上述内容是无充气腋窝入路腔镜下切除甲状腺腺叶的基本步骤及注意事项。在手术的实际操作过程中，既要按关键步骤循序渐进，又可根据术中的具体情况有交叉地进行。

　　若术前穿刺明确为甲状腺乳头状癌，可将甲状腺及中央区淋巴结脂肪组织一起牵拉向对侧，利用拉钩的力量更好地显露气管食管沟的区域，更有利于清扫右侧Ⅵb区淋巴结，然后游离喉返神经至入喉处。其间，最好能保留甲状腺下动脉上行支。此时，再按"葛-郑氏七步法"的第一步离断甲状腺上极血管，用精细化被膜解剖技术原位保留上甲状旁腺。采取腋窝入路腔镜手术中侧后方入路的"前后沟通，上下融合"的八字方针，精准处理喉返神经入喉处的Berry韧带后，最后离断甲状腺峡部及清扫喉前淋巴结。

（郑传铭　尹畅恬）

7.3 中央区淋巴结清扫

7.3.1 概　述

甲状腺癌的生物学特征决定了其容易出现颈部淋巴结转移，并且其转移途径多为：原发灶—中央区淋巴结—颈侧区淋巴结—远处转移，故其转移的第一站多见于中央区，也就是颈部淋巴结分区中的Ⅵ区。甲状腺癌中最为常见的病理类型为乳头状癌，文献报道其中央区淋巴结的转移率为24.1%~64.1%，并且该病理类型早期即可发生颈部淋巴结转移，故多数甲状腺乳头状癌患者在确诊时已存在颈部淋巴转移。淋巴结转移常见于原发灶的同侧、沿淋巴引流路径逐站转移，其淋巴引流一般首先至喉前、气管前以及气管旁淋巴结。因此，中央区淋巴结清扫术是甲状腺癌根治术的重要组成部分，对甲状腺癌的治疗尤为重要。

中央区的范围上至甲状软骨平面，下至无名动脉平面，两侧至颈总动脉内侧缘。该范围内包括许多重要的组织结构，包括气管、颈段食管、甲状腺上极血管束、喉返神经、甲状旁腺、甲状腺下动脉、胸腺上极以及甲状腺最下静脉等。中央区淋巴结清扫术即是需要清扫以上范围内的所有的淋巴结及脂肪结缔组织。过去认为主要包括气管前、喉前和气管食管沟淋巴结，随着对甲状腺癌中央区淋巴结转移特点的逐渐认识，对中央区淋巴结的分区逐渐细化，有学者提出中央区可以进一步分为5个亚区，分别为Ⅵa区——右侧喉返神经浅面区域；Ⅵb区——右侧喉返神经深面区域；Ⅵc区——气管前淋巴结；Ⅵd区——喉前淋巴结；Ⅵe区——左侧气管旁淋巴结。为了更好地预测cN0单侧甲状腺乳头状癌患者对侧中央区淋巴结的转移情况，并做出中央区淋巴结清扫范围的决策，有研究团队进一步将Ⅵc区淋巴结分为Ⅵc1（右侧气管前）及Ⅵc2（左侧气管前）。并且经过研究发现，Ⅵd区和癌灶对侧Ⅵc区存在淋巴结转移时，可能增加对侧中央区淋巴结转移发生的概率。对这类患者，当术中冰冻病理发现癌灶对侧Ⅵc区淋巴结转移时，建议行双侧中央区淋巴结清扫。

中央区淋巴结清扫的指征一直是业内关注的焦点。目前认为，术前已经有临床证据显示存在中央区淋巴结转移的患者，建议在行甲状腺原发灶切除的同时，进行Ⅰ期中央区淋巴结清扫。但是由于无充分证据显示预防性中央区颈淋巴结清扫可提高总生存率，加之中央区清扫可能增加喉返神经及甲状旁腺功能障碍的发生率，故对于术前临床无中央区转移证据的cN0患者是否应该Ⅰ期行预防性的中央区淋巴结清扫术，存在较大的争议。过去，西方的指南对此较为保守，不建议行预防性的中央区淋巴结清扫术。而亚洲国家却较为激进，主张积极进行中央区的预防性清扫。为了明确 cN0 患者中央区淋巴结转移的有效预测指标，能够有效地区分哪些患者从预防性中央区淋巴结清扫术中获益，大量的学者做了相关的研究。一些重要的临床病理特征被认为可用于中央区淋巴结状态的评估，有研究显示，肿块位于下极、直径>1cm、多发、多叶受累、包膜浸润、低龄可作为中央区淋巴结转移的预测指标。同时，应当尤其注意肿块的位置（肿块位于下极）与中央区淋巴结状态的关系，肿瘤位于甲状腺下极时更容易出现中央区淋巴结转移。此外，有研究通过系统评价大量的同质性研究后分析认为施行中央区淋巴结清扫术可能降低肿瘤的复发风险，但可增加总并发症及低钙血症的发生率，而对喉返神经麻痹的发生率无明显影响。上述团队的进一步研究认为，对于中央区淋巴结转移的情况和手术决策的选择，还可以采用术中即刻评估中央区淋巴结的状态的方法。通过术中评估中央区淋巴结的大小、包膜浸润、最大经/垂直经、碳纳米染色情况以及淋巴结粘连和融合情况，可以对中央区淋巴结转移的状态、数量和比率具有不同的预测效果。外科医生应在手术过程中更加重视评估中央淋巴结的临床病理特征，这有助于对 cN0 患者是否行预防性的中央区淋巴结清扫术做出早期的正确预判。这些研究成果均为甲状腺癌患者接受规范且有效的中央区淋巴结清扫提供了有力支撑。但不可否认的是，中央区淋巴结清扫的同时仍然需要关注与之伴随的术后并发症，主要包括甲状旁腺功能低下和喉返神经损伤的问题，可以通过提高精细化被膜解剖技术水平，以及加强危险部位精细轻柔的操作来避免。另外，由于甲状腺术后不可避免地会带来组织粘连、手术瘢痕等问题，因此，再次手术的难度大大增加，既要保证完整、彻底地切除病变，又要尽量降低术后并发症的发生率。并且，肿瘤复发对患者的生活及心理会造成明显的不良影响。因此，指南建议术中在有效保留甲状旁腺和喉返神经的情况下，行病灶同侧的中央区淋巴结清扫术。

随着腔镜技术的进展及其在甲状腺外科领域的发展，越来越多的医生采用腔镜辅助或完全腔镜的方式进行甲状腺癌根治术，在完成腔镜下原发灶切除的同时运用腔镜技术实施中央区淋巴结的清扫，使患者在满足美容需求的同时，最大限度地达到肿瘤根治的目的。研究显示，与开放手术相比，腔镜手术同样安全可行，且具有放大视野清晰和解剖精细等优势。并且有研究显示，与开放甲状腺癌根治术相比，经腋窝入路的无充气腔镜甲状腺癌根治术在治疗 cN0 期甲状腺微小乳头状癌时，手术的安全性可以得到保证，且总并发症的发生率无明显增加。这种术式不仅可减少术后疼痛，还能提高患者对美容的满意度。近期有学者采用倾向性评分匹配的方法校正年龄、性别、体重指数、肿瘤大小、多灶性等一般资料，比较分析了腔镜组与开放组中央区淋巴结清扫的效果及术后并发症，认为两组在淋巴结清扫数量/比例、术中出血量、术后住院时间、术后饮水呛咳、暂时性声音嘶哑、血肿等并发症的发生率上无明显差异。通过这些临床研究的验证，现普遍认为在严格掌握适应证并筛选适宜的甲状腺癌患者的情况下，采用腔镜下中央区淋巴结清扫是可行的和有效的。李超等学者通过优化腋窝腔镜入路手术步骤可以显著提升中央区淋巴结的清扫数量，并且在无充气腋窝入路的甲状腺癌腔镜手术的六步法中对中央区淋巴结清扫的步骤进行了详细描述。

7.3.2 手术操作的步骤与技巧

本术式中央区淋巴结清扫术是甲状腺癌根治术的重要组成部分，与甲状腺癌的原发灶切除往往同时进行，两者相辅相成，贯穿手术全程。本节在介绍本术式时着重介绍中央区淋巴结清扫的手术步骤与技巧。

1.手术体位与切口设计

患者体位的摆放同前文所述，有几点需要注意：①若患侧锁骨高于甲状腺峡部，则上肢外展的角度可适当调整，增大外展角度，可使锁骨水平下移而低于甲状腺峡部。②选择腋窝皱褶线作切口时，我们推荐选择第二腋纹，长 4~6cm，切口不宜超过腋前线；虽然选择腋前线作切口时术中的手术操作更为方便，但是其并不利于美观。③放置 Trocar 时，最好等悬吊拉钩安置完毕，已将皮瓣抬起后再插入。插入点可根据实际情况及术者的习惯进行具体调整，但注意穿刺点应保持在胸大肌上方，避免肌肉阻挡器械的操作过程。

2.手术腔隙的建立

手术腔隙的建立，与甲状腺腺叶的切除类似，采用三步建腔法（同上）。但是结合我们团队的经验，提出几点操作技巧和经验：①越过锁骨时，皮瓣下方视野内无胸大肌，而是脂肪筋膜结缔组织。若过度向深面分离，可能会造成臂丛神经损伤及同侧上肢淋巴水肿，分离时可通过增加拉钩的拉力来显露分离间隙。②部分患者的胸锁乳突肌的肌间隙不明显，需术中仔细分辨肌肉的走行差异来显露，或采用分离钳在不同层次适当分离寻找。部分患者的间隙显露困难时，胸锁乳突肌后缘间隙的解剖位置相对固定，可以选择后缘入路。③分离胸锁乳突肌的肌间隙，建议两侧分离的距离略大于拉钩的宽度即可。向头侧分离时，需注意防止损伤颈外静脉，主动规避并保护是最好的方法。④带状肌由胸骨舌骨肌与胸骨甲状肌构成，将两层肌肉一同牵拉起分离，避免逐一分离带来更多的出血与创伤。⑤肌后缘入路要注意后外方颈外静脉的保护。

3.中央区淋巴结清扫过程中甲状旁腺的识别与保护

在建腔完成后，通过牵引装置牵开带状肌及甲状腺腺体后暴露中央区。此时，在中央区淋巴结清扫一开始时就要注意在腔镜下识别、寻找和保护甲状旁腺。上甲状旁腺的位置相对固定，80%~85%集中在以甲状软骨下角（或喉返神经与甲状腺下动脉交点上方 1cm）为圆心、半径为 1cm 的圆形区域内。将甲状腺上极腺体向外上方牵拉，用"脱帽法"处理上极，显露和保护上甲状旁腺及其周围血管网。

在中央区清扫的过程中因为上甲状旁腺的位置相对固定，力争原位保留。为了中央区内淋巴结及脂肪结缔组织的充分暴露，悬吊拉钩将腺体及中央区组织整体向上牵拉，可在视野中上区域寻找下甲状旁腺。下甲状旁腺的位置变异较大，约 80% 位于甲状腺下极与胸腺之间的区域，因此，在进行淋巴结清扫前应首先判断并识别其位置。

但是通常下甲状旁腺的解剖变异大，不容易保留。对于无法原位保留、无法保证良好血供或意外切除的甲状旁腺，果断采取自体旁腺游离移植的策略，移植部位多选择切口附近的胸大肌内，并同时建议以不吸收缝线留长头标记，便于以后辨认及保护。术中辅助甲状旁腺识别与保护技术，以增强旁腺的识别与保护（图 7-7）。

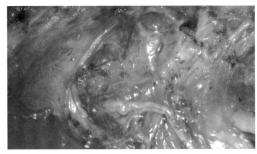 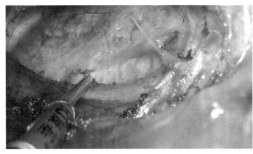

a 识别并保护上甲状旁腺　　　　　　　　　　　　　b 剥离颈动脉外膜，显露中央区淋巴结清扫

图 7-7　上甲状旁腺的识别与保护

4. 中央区淋巴结的清扫与喉返神经的解剖与保护

剥离颈动脉外膜，凝闭甲状腺中静脉，显露中央区淋巴结清扫的外界。随后在气管食管沟中下区域薄层钝性分离，显露甲状腺下动脉以及深面与之为垂直交叉关系的喉返神经。沿喉返神经走行向神经入喉处钝性分离表面组织，解剖、游离并保护神经。同期多点凝切甲状腺下动脉。神经解剖显露保护后，继续由下向上、由外向内分离颈动脉外侧缘的结缔组织，下界是胸廓入口，深面是食管肌层及部分椎前筋膜，中线为气管健侧外缘。沿上述边界，由下向上、由外向内将中央区气管食管沟内的淋巴结与脂肪结缔组织整体向上、向中线掀起，并与原发灶连成一体，如此完成气管前及气管食管沟中央区淋巴结的清扫。

尽量靠近气管一侧凝闭甲状腺下动脉及其周围静脉以确保甲状旁腺血供。经腋窝入路在中央区的胸廓入口处的淋巴结显露较为困难，"筷子效应"严重，需腔镜器械与镜头位置不断调整与变化。利用器械提拉的作用，将胸骨后的中央区淋巴结以及结缔组织提出胸骨后的视野盲区以完成清扫，从而完整清扫喉返神经深面 Ⅵb 区淋巴结。

中央区淋巴结的清扫过程贯穿着喉返神经的解剖保护，其解剖采用"先升后降"的原则。"先升"有利于清扫神经深面淋巴结，然后分离下沉神经。此操作有利于清扫神经浅面 Ⅵa 区淋巴结、脂肪结缔组织及气管前淋巴结，保护胸腺上端或胸腺舌叶，防止胸腺内异位旁腺的误切或下甲状旁腺的血供损伤。同时，也要注意胸腺下方的隐匿淋巴结。充分发挥拉钩牵拉"助手"的作用，让腺体及中央区组织悬吊而形成一定的张力，有利于手术操作。

在使用经腋窝入路无充气的方式进行全腔镜下中央区淋巴结清扫的过程（图 7-8）中，需要注意以下几点：①术中亦可用神经监测设备辅助识别和保护喉返神经。②用能量器械离断神经周围组织时其工作头远离喉返神经，至少保留 3~5mm 的安全距离，低功率挡位更为安全，同时尽量保持用一个小的湿纱条隔离超声刀与邻近的重要结构。
③胸廓入口处淋巴结清扫是经腋窝入路腔镜的难点，因此，术前该区域CT等影像学的评估尤为重要，利用器械的提拉作用，将胸骨后淋巴结缔组织提出胸骨后完成操作，操作时应随时警惕和观察喉返神经的位置，避免神经的损伤。对此处的神经，利用拉钩对神经牵拉保持上行的状态，先清扫神经深面Ⅵb区的淋巴组织，然后将神经游离下降后再清扫神经浅面Ⅵa区的淋巴结。做到喉返神经"先升后降"，否则该区域组织一旦被清扫后，整体结构下降部分的区域可能成为视野盲区。多使用能量器械的低功率挡，保证小血管的充分凝闭。④保证甲状腺下动脉凝闭的断端位于手术视野内，便于动脉回缩出血的处理。⑤部分患者的甲状腺下静脉分布于气管前组织深方，淋巴结清扫时可配合能量器械低功率挡位来凝闭血管。

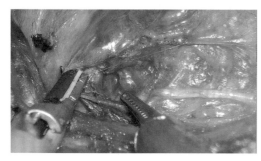

a 解剖并保护喉返神经

b 识别并保护上、下甲状旁腺

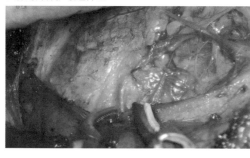

c 甲状腺下动脉的处理

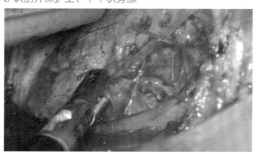

d 气管食管沟淋巴结的清扫

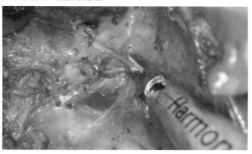

e 气管前淋巴结的清扫

图 7-8 喉返神经及下甲状旁腺的显露解剖保护、中央区淋巴结的清扫

5.中央区淋巴结及肿瘤的完整切除与喉返神经入喉处的处理

通过上述步骤后，中央区淋巴结连同腺体的外侧缘已经大体游离，仅剩下喉返神经入喉区域以及峡部和对侧腺体需要处理。对于入喉点甲状腺悬韧带区域的处理，可考虑双极电凝再剪开的原则，最大限度地减少热损伤、出血，并彻底切除腺体。若采用能量器械操作，尽量保证一次离断悬韧带，多次离断可能会造成腺体残留。使用盐水纱条遮挡喉返神经入喉点，降低热损伤。若悬韧带处的组织较为致密，也可用电凝钩逐层分离离断。处理完入喉周围的组织后，中央区的淋巴结即已完整游离，连同侧的甲状腺癌原发灶和腺体组织一并行完整切除。

在这个过程（图 7-9）中仍有几点需要注意：①喉返神经入喉点处的微小血管较多，组织致密，避免腔镜器械的过度分离而造成出血。可用盐水纱条向下推挤神经，以此来显露间隙。②在部分患者的悬韧带处可酌情残留少许腺体，保障术后嗓音的功能及生活质量。③尽管腋窝的腔隙较大，但避免直接将标本从腋窝腔隙中取出，使用标本袋运输可以减少肿瘤或甲状腺腺体种植的发生率。

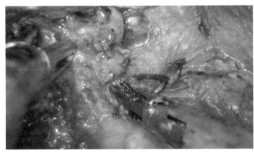

a 甲状腺下极及峡部的处理

b 喉返神经入喉点的处理

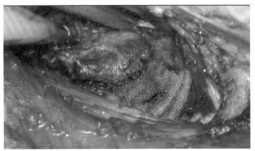

c 甲状腺锥体叶及喉前淋巴结的处理

d 原发灶及中央区淋巴结一并被完整切除

图 7-9　喉返神经入喉处的处理、肿瘤的整体切除

6.术腔的冲洗与处理

术毕后进行术区冲洗，充分止血。胸锁乳突肌、锁骨及锁骨上窝是容易渗血的部位。从腋窝切口安置术腔血浆引流管。分层缝合腋窝切口。对腋窝、锁骨上、颈部予以加压包扎。

7.3.3 术后处理

术后适当补液，去枕平卧 6h，常规给予低流量吸氧，进行心电监护，在床旁备气管切开包。术后复查甲状腺功能、甲状旁腺激素、电解质等指标，观察并记录患者的血压、脉搏、血氧饱和度等生命体征的变化。如无特殊生命体征的变化，6h 后可改为低半卧位，有利于患者的呼吸、血液循环。鼓励患者早期下床进行活动，减少肺部坠积性肺炎等并发症的发生。术后 6h 开始进流质饮食。如术中考虑有神经损伤或者水肿，可给予雾化吸入、激素等对症处理。将引流管置于低位，观察引流管的液量、颜色及性质。术后 1~2 天，若引流量 <10mL 或颜色呈淡黄色，可以早期拔除引流管。拔管后注意观察患者的呼吸情况，术后应着重观察患者有无声音嘶哑、饮水呛咳、手足麻木或抽搐等甲状腺手术的常见并发症。出院后进行颈部康复锻炼，对胸锁乳突肌下段区域可进行热敷、按摩及理疗等以促进康复。术后于门诊定期随访复查。

（李　超　汪　旭　张思诚）

7.4 双侧甲状腺全切

7.4.1 重点及难点

1. 重点

无充气腋窝入路腔镜甲状腺双侧叶全切除术的重点在于经一侧腋窝入路完成单侧甲状腺腺体切除后，关于甲状腺对侧叶的处理。

2. 难点

● 如何充分暴露对侧全程喉返神经。

● 如何充分暴露对侧中央区淋巴结下界。

● 如何充分暴露并安全地处理对侧甲状腺上极血管。

● 如何充分暴露并安全处理入喉处的甲状腺组织。

7.4.2 "马王堆三步法" 的理论基础

在完成经腋窝入路腔镜甲状腺单侧叶切除及单侧中央区淋巴结清扫后，针对继续进行对侧叶切除，我们团队提出"无充气单侧腋窝入路全腔镜甲状腺双侧叶全切除术对侧处理改进三步法（马王堆三步法）"：采取后入路切除，从后向前，自下而上，先处理对侧中央区淋巴结，再处理甲状腺。

针对该手术中的难点问题，"马王堆三步法"改变传统上利用患侧甲状腺叶悬吊对侧的做法，主要利用的是专用固定拉钩对组织筋膜的牵拉方向及牵拉力量的微小调整，解决对喉返神经、神经入喉处、上极血管的暴露，在一助（扶镜手）有效的配合下，可以安全彻底地完成手术，达到双腋窝入路或开放手术的同等质量的控制。

根据我们需要暴露的重要组织结构的顺序，在对侧叶切除的过程中每一步的调整对应相关的手术步骤。

第一步（图 7-10）解决寻找对侧喉返神经，充分暴露喉返神经的问题，利用拉钩在对侧中央区淋巴结脂肪组织的悬吊，将甲状腺对侧叶推向外上方，同时给予对侧中央区淋巴结脂肪组织向外向上的力量，包裹其中的喉返神经也向外侧远离气管，其位置变得较为表浅。

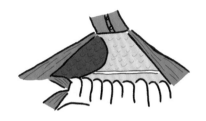

a 矢状位（经腋窝入路主刀的正面图像）　　　　　　　b 横断面（对侧横断面所示）

图 7-10　马王堆三步法的第一步图例

第二步（图 7-11）解决对侧中央区下界的充分暴露问题，同时尽可能地暴露并处理入喉处。第一步处理完成之后，接下来对中央区淋巴结脂肪组织前间隙稍做分离，调整增加拉钩的力量，可使中央区淋巴结脂肪组织的下界再次向外上方被牵拉，同时喉返神经的位置会变得更加表浅（图 7-11a），紧贴气管及食管表面，将喉返神经内侧淋巴结脂肪组织由上到下处理至下界（大部分患者可以显露肺尖淋巴结）。随着牵拉力量的作用，整块中央区淋巴结脂肪组织从喉返神经表面向上外侧掀起，顺势分离显露对侧颈内动脉及颈内静脉，过程中注意处理甲状腺下动脉及甲状腺中静脉。沿气管前分离找到环甲间隙后，再沿喉返神经向入喉处分离，尽可能在充分暴露的情况下处理入喉处的甲状腺组织，处理完成后一般可以清晰地看到对侧喉返神经、颈内动脉、颈内静脉（图 7-11b）。

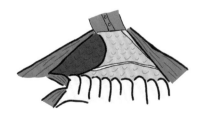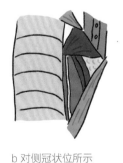

a 矢状位（经腋窝入路主刀的正面图像）　　　　　　　b 对侧冠状位所示

图 7-11　马王堆三步法的第二步图例

第三步（图 7-12）解决甲状腺上极血管的暴露问题。将拉钩的位置换到甲状腺对侧叶并给予足够的力量，这时甲状腺对侧叶向上的牵拉力量减弱，同时向外侧的力量更大，甲状腺对侧叶整体受到向外的力量牵拉（图 7-12a），利用吸引器或者腔镜抓钳稍下压气管，可以暴露甲状腺对侧叶上极，紧贴环甲间隙处理上极，接近甲状腺上极血管的位置，不用再下压气管，利用腔镜抓钳向下向外牵拉甲状腺上极以暴露上极血管（图 7-12b），使用超声刀安全凝闭切断。

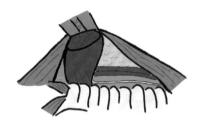 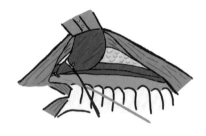

a 矢状位（经腋窝入路主刀的正面图像）　　　　　　b 处理对侧甲状腺上极血管

图 7-12　马王堆三步法的第三步图例

7.4.3　手术的具体操作步骤

完成无充气腋窝入路腔镜甲状腺单侧叶切除及单侧中央区淋巴结清扫后，进行如下操作。

第一，在切除对侧叶之前，沿气管表面充分分离对侧甲状腺叶及气管前淋巴结，术野下界向对侧中央区淋巴结脂肪组织后间隙深入，使甲状腺对侧叶下极端与对侧锁骨上缘区间作为拉钩的第一个悬吊位置（绝大部分患者的为对侧中央区淋巴结脂肪组织），上提拉钩以给予恰当的牵拉力，从而在淋巴结脂肪组织的后间隙创造出一个足够大的张力的空间，使对侧喉返神经向外上牵拉。这时，利用腔镜甲状腺钳或者吸引器将气管下压，细心分离并找到对侧喉返神经（可以使用神经探测仪确认）并显露好后，沿神经向上分离，用隧道法逐步推进，同时一步步将甲状腺从气管表面分离，直至靠近入喉处。再沿喉返神经向下极分离，并彻底分离后间隙至接近无名动脉下缘。此时，对侧食管、喉返神经、颈动脉内侧缘已被大部分显露，为了保证对侧中央区淋巴结的清扫下界，需要继续增加对侧中央区淋巴结脂肪组织的牵拉力量（图 7-13）。

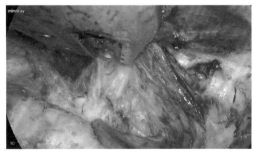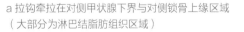 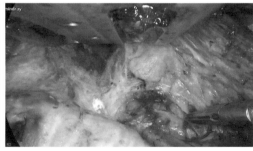

a 拉钩牵拉在对侧甲状腺下界与对侧锁骨上缘区域　　b 用桥洞法分离显露喉返神经
（大部分为淋巴结脂肪组织区域）

图 7-13　马王堆三步法前两步的拉钩调整、充分暴露喉返神经和中央区下界

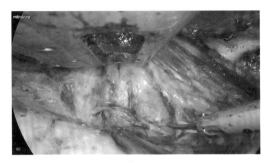

c 再次调整拉钩（马王堆三步法的第二步），使喉返神经暴露更充分

图 7-13（续） 马王堆三步法前两步的拉钩调整、充分暴露喉返神经和中央区下界

第二，紧贴对侧带状肌下面，分离对侧中央区淋巴结脂肪组织前间隙至显露对侧颈内静脉（此过程注意保护胸腺及与胸腺相关联的下甲状旁腺）。加大专用甲状腺拉钩的悬吊力量，同时调整拉钩方向朝向外上方。悬吊力量足够的情况下，对侧中央区淋巴结脂肪组织整块向外上方牵拉，充分暴露对侧中央区下界，显露并安全凝闭甲状腺下静脉（图 7-14a），将胸腺后方脂肪淋巴组织彻底切除，处理完成中央区下界后，沿食管与颈动脉鞘表面向颈内静脉分离，紧贴对侧颈内静脉向头侧分离，充分显露并凝闭处理好甲状腺中静脉及甲状腺下动脉。沿喉返神经向入喉处尽可能分离，在充分暴露的情况下处理入喉处甲状腺组织，第二步完成后一般可以清晰地看到对侧喉返神经、颈内动脉、颈内静脉，在部分患者身上可以看见对侧迷走神经（图 7-14b）。

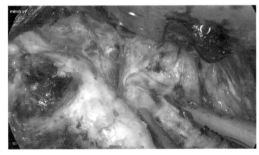
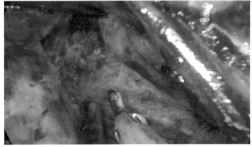

a 处理对侧甲状腺中静脉　　　　　　　　　　　b 对侧颈内静脉、迷走神经和颈内动脉

图 7-14 第二步完成对侧喉返神经、颈内动脉、颈内静脉的显露，部分患者可以显露对侧迷走神经

第三，调整专用甲状腺拉钩的牵拉位置，位于对侧甲状腺叶后方，使牵拉力量主要作用于对侧叶甲状腺，因为下界少了中央区淋巴结脂肪组织的牵拉，悬吊力量合适的情况下对侧甲状腺会向外上方发生轻微旋转，于喉前可以较轻松地显露对侧环甲间隙。紧贴环甲间隙向上方分离并显露甲状腺上极，此时暂不凝闭切断上极血管以保留牵引力，利用已显露的环甲间隙与对侧喉返神经入喉处，超声刀上下夹击切断处理甲状腺 Berry 韧带及入喉处（图 7-15a）。当入喉处的组织处理完成后，将对侧叶甲状腺向外上方进一步旋转（图 7-15b），使用腔镜甲状腺钳稍向下方牵拉，对侧甲状腺上极血管较容易显露。若不满意对侧甲状腺上极血管的显露，可再次调整拉钩，悬吊更多的甲状腺组织，使对侧甲状腺悬吊的位置更高。此时，将甲状腺上极区域的后间隙完全

分离切断，甲状腺上极血管显露充分，用超声刀安全彻底地处理上极血管（图 7-15c）[注：处理上极动脉时，超声刀要采用防波堤技术，防止血管未凝闭牢固而断裂回缩，导致出血难以控制而中转]。退回拉钩至对侧带状肌与甲状腺之间，沿对侧带状肌后方肌膜整块切除对侧甲状腺叶及对侧中央区淋巴结脂肪组织，取出标本（图 7-16）。

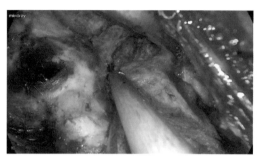
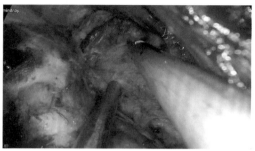

a 用超声刀上下夹击切断处理甲状腺 Berry 韧带及入喉处　b 将对侧叶甲状腺向外上方进一步旋转

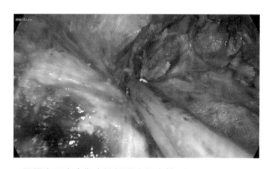

c 用超声刀安全彻底地处理上极血管
图 7-15　用超声刀处理上极血管及入喉处

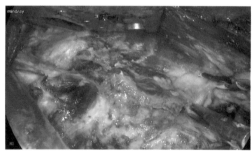
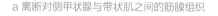
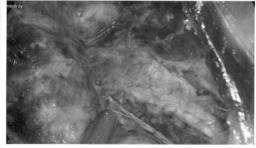

a 离断对侧甲状腺与带状肌之间的筋膜组织　　b 移除对侧标本后，出现对侧喉返神经、颈动脉、颈静脉、迷走神经

图 7-16　将拉钩置于对侧带状肌与甲状腺之间，移除标本

　　将标本移除并检查后，用生理盐水冲洗创面，用腔镜纱粘干后，充分止血。依次检查双侧上下极血管与中静脉的凝闭情况、喉返神经走向及电生理、食管、气管等有无损伤；检查完毕且无异常后，置入引流管，缓慢退镜检查创面肌肉有无出血，缝合皮肤。清点手术器械无误后，结束手术。

（张超杰　王慧玲）

参考文献

代英曼，陈波，李鲁传，等.腋窝入路免充气腔镜与开放甲状腺手术的对比研究.腹腔镜外科杂志，2022，27（7）：487-490.

范玉霞，曾定芬，李桂华，等.无充气腋窝入路腔镜甲状腺癌患者术后肩颈康复锻炼开始时间的探讨.中华护理杂志，2023，58（16）：1925-1931.

孙荣昊，李超，樊晋川.世界各国关于分化型甲状腺癌临床指南的比较和思考.中华内分泌外科杂志，2013，7（4）：284-290.

孙荣昊，李超，樊晋川，等.肿瘤位置等临床病理特征与分化型甲状腺癌淋巴结转移的关系.肿瘤防治研究，2014，41（9）：993-997.

孙荣昊，李超，樊晋川，等.中央区淋巴清扫术对初治分化型甲状腺癌临床价值的Meta分析.中华耳鼻咽喉头颈外科学杂志，2014，49（2）：157-164.

孙思雨，张晨嵩，谢波，等.经腋窝入路免充气全腔镜甲状腺癌根治术和开放甲状腺癌根治术疗效对比.蚌埠医学院学报，2021，46（2）：173-175.

王平，赵群仔.腔镜下甲状腺切除术的回顾与展望.中华外科杂志，2016，54（11）：815.

无充气腋窝入路腔镜甲状腺手术专家共识（2022版）.中华内分泌外科杂志，2021，15（6）：557-563.

张佩，卢苇，宋琳琳，等.Ⅵc亚分区在预测cN0单侧甲状腺乳头状癌对侧中央区淋巴结转移中的价值探讨.中国普外基础与临床杂志，2022（9）：1-6.

中华医学会内分泌学分会，中华医学会外科学分会内分泌学组，中国抗癌协会头颈肿瘤专业委员会，等.甲状腺结节和分化型甲状腺癌诊治指南（第二版）.中华内分泌代谢杂志，2023，39（3）：181-226.

周雨秋，李超，蔡永聪，等.无充气经腋完全腔镜下胸锁乳突肌后缘与胸锁乳突肌间隙入路治疗甲状腺乳头状癌的比较.中华外科杂志，2021，59（8）：686-690.

SUN RH, LI C, ZHOU Y Q, et al. Predictive role of intraoperative clinicopathological features of the central compartment in estimating lymph nodes metastasis status. Ann Transl Med, 2019, 7（18）: 471.

SUN R, ZHANG H, LIU K, et al. Clinicopathologic predictive factors of cervical lymph node metastasis in differentiated thyroid cancer corresponding author. Acta Otorrinolaringol Esp, 2017, 18: 6519.

ZHOU Y Q, CAI Y C, SUN R H, et al. Gasless transaxillary endoscopic thyroidectomy for unilateral low-risk thyroid cancer: Li's six-step method. Gland Surg, 2021, 10（5）: 1756-1766.

第8章　无充气腋窝入路机器人甲状腺手术

甲状腺乳头状癌（papillary thyroid carcinoma，PTC）是女性最常见的内分泌系统的恶性肿瘤，规范的外科手术是治疗的主要手段。传统开放手术易在颈部外露区域遗留手术瘢痕，可能伴随并困扰患者终生。自1997年Huscher等首次将腔镜技术应用于甲状腺切除手术后，各种颈外入路手术方式百花齐放。

腋窝入路由Ikeda等于2000年在国际上首先报道。2006年由韩国学者Yoon J H等首先报道无充气腋窝入路内镜手术在甲状腺良性病变中的应用。随后，Kang S W等将这一方法应用到甲状腺癌的治疗中。但腋窝入路腔镜手术需在二维的视野下进行，对深度感知欠佳，使用3D腔镜可以提升手术医生对术腔三维立体结构的认识，但腔镜手术器械的灵活度及操作稳定性仍不足，从而影响手术操作的灵活性和精准性。2005年，美国学者Lobe T E首次报道了充气式腋窝入路机器人甲状腺手术，开创了机器人在甲状腺领域应用的新时代。随后，腋乳入路、经口入路、耳后入路也被逐步报道。2009年，韩国学者Kang S W等将机器人技术拓展至无充气腋窝入路甲状腺恶性肿瘤手术中，并认为借助机器人器械有多臂、多关节的特点，在操作技术成熟后也可实现经同一切口进行对侧腺叶全切及中央区清扫。随后，这一方法在韩国获得极大的发展，成为国际上机器人甲状腺癌手术应用最多的入路。

国内引入机器人手术系统较晚。2014年，贺青卿等在国内首先报道了2例机器人甲状腺手术，其中1例采用无充气腋窝入路手术，但需在对侧锁骨中线乳头上方辅助切口完成。随后，国内机器人甲状腺手术逐渐开展，主要以双侧乳晕—腋窝和单侧腋窝—双侧乳晕两种手术入路为主，经口入路也有少量的报道。这些均采用充气方式来维持手术空间。我们团队在2010年首先报道了无充气腋窝入路腔镜甲状腺癌手术，又于2016年11月在国内率先将达芬奇机器人手术系统引入无充气腋窝入路甲状腺癌手术中，在实践过程中进行改良，在韩国学者Kang S W报道的腋下联合胸前壁小切口基础上进行了改良，将辅助切口移至更隐蔽的腋中线，方便机械臂的摆放操作，避免了胸前壁的切口，可行经单侧腋窝入路甲状腺全切除/近全切除手术，并可结合耳后入路对部分经选择的N1b PTC患者同期完成侧颈淋巴结清扫。在本章中，我们将详细介绍无充气腋窝入路机器人甲状腺手术的关键步骤。

随着机器人设备的更新和发展，通过腋窝单孔，在无充气建腔设备的空间维持下，利用单孔机器人的纤维机械臂进行甲状腺区域的精细化、超灵活、精准化操作，将新一代的单孔机器人（图8-1）应用到无充气腋窝入路甲状腺手术的前景十分值得期待。

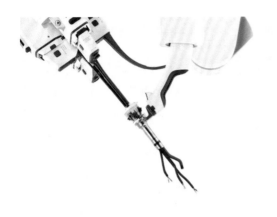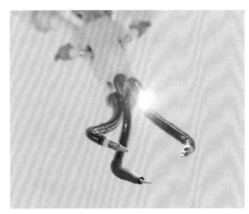

图 8-1　单孔机器人

8.1 手术适应证与禁忌证

8.1.1 手术适应证

（1）T1N0M0（≤ 2cm）和部分 T2 及 T3 的 PTC。

（2）良性肿瘤≤ 6cm。

（3）Ⅱ度肿大以下的甲状腺功能亢进。

（4）术前超声、CT 等影像学检查及甲状腺细针穿刺活检评估淋巴结为 cN0 或 cN1a。

（5）术前甲状腺功能检查未见异常。

（6）颈部无感染、手术、外伤及放疗史。

（7）患者自愿行机器人。

（8）术后可定期接受随访者。

8.1.2 相对适应证

术前超声、CT 等影像学检查及细针穿刺活检评估淋巴结为 cN1b，淋巴结无包膜外侵犯。

8.1.3 手术禁忌证

（1）非 PTC 的其他病理类型。

（2）合并胸骨后甲状腺肿。

（3）影像学提示结节紧邻喉返神经入喉处或 PTC 原发灶明显外侵。

（4）术前评估为 M1。

（5）凝血功能异常。

（6）不能耐受全麻者。

8.2 手术准备与机械臂的安装

8.2.1 手术器械及设备

机器人组的手术器械：达芬奇 SP 机器人的手术系统（图 8-2）；冷光源系统及高清内

镜系统、5mm 的 0° 膀胱镜或 10mm 的 30° 高清腹腔镜、25cm 的扁桃体钳、23cm 的直角钳、血管拉钩、内镜用抓钳及分离钳（图 8-3）、超声刀、可伸缩单极电刀、双极电凝镊、2套负压吸引装置、Davis 扁桃体开口器拉钩、多功能颈部拉钩（图 8-4）、神经监测仪等。

特殊的手术器械（图 8-5）：可弯曲血管拉钩、特制的 30° 弯吸管。

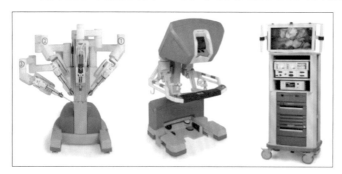

图 8-2　达芬奇 SP 机器人的手术系统

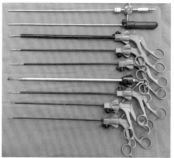

图 8-3　内镜用抓钳及分离钳

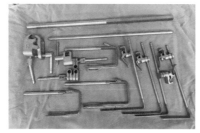

图 8-4　多功能颈部拉钩

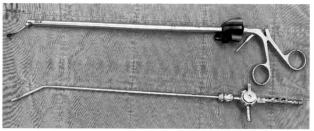

图 8-5　可弯曲血管拉钩及特制的 30° 弯吸管

8.2.2 手术空间的建立

（1）体位

经口插管全身麻醉成功后，患者取仰卧位，在其肩下垫一软枕，颈部稍过伸。病变侧上肢上举固定，以缩短腋窝至颈部的距离，主切口位于腋下腋前线胸大肌外侧缘或腋纹处，副切口位于主切口下方的 3~5cm 处腋中线与乳腺外侧缘交点处（图 8-6）。

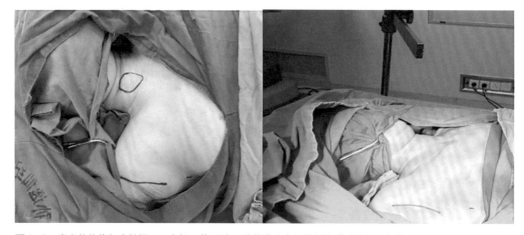

图 8-6　患者的体位和皮肤切口。主切口位于腋下腋前线胸大肌外侧缘或腋纹处，长约 40~60mm

（2）创建手术操作的空间

由一助在腔镜辅助下（图 8-7）或头灯下（图 8-8）建立手术空间。于腋下腋前线胸大肌外侧缘或腋纹处做 40~60mm 的垂直切口，切开皮肤及皮下组织。于胸大肌表面、锁骨前自腋窝至颈前游离颈阔肌皮瓣，至暴露胸锁乳突肌内侧缘，此过程中注意解剖并保护锁骨上神经（图 8-9），于胸骨头与锁骨头之间分离，显露颈动脉鞘，游离肩胛舌骨肌，分离胸骨甲状肌外侧缘，于胸骨甲状肌深面分离甲状腺腺体至峡部为止。使用悬吊拉钩上提牵拉以维持操作空间（为操作方便，拉钩至少距离甲状腺表面 1cm 以上，以提供足够大的操作空间来供机器人手术器械移动操作）（图 8-10）。如需行对侧腺叶切除，则在建立手术空间时，分离胸骨甲状肌外侧缘，于颈前带状肌深面分离至对侧腺体，使用悬吊拉钩上提对侧胸骨甲状肌，使对侧腺体向上翻转（图 8-11）。随后于切口下方 3~5cm 处乳腺外侧缘与腋中线交点处行 1cm 的副切口，置入 3 号臂 Trocar（图 8-12）。

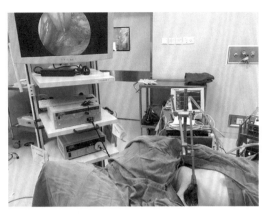

图 8-7　腔镜下进行空间建立

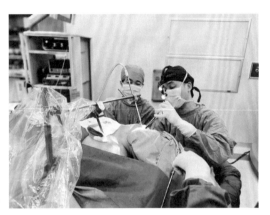

图 8-8　头灯下进行空间建立

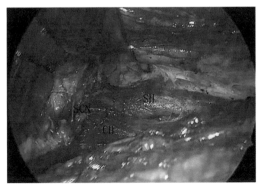

图 8-9　于胸大肌表面、锁骨前自腋窝至颈前游离颈阔肌皮瓣，至暴露胸锁乳突肌内侧缘，此过程中注意解剖并保护锁骨上神经（SCH：锁骨上神经；CH：胸锁乳突肌锁骨头；SH：胸锁乳突肌胸骨头）

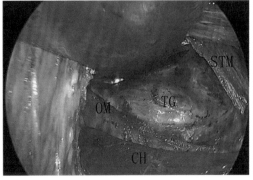

图 8-10　分离胸骨甲状肌外侧缘，于胸骨甲状肌深面分离甲状腺腺体至峡部为止，置入悬吊拉钩（OM：肩胛舌骨肌；CH：胸锁乳突肌锁骨头；STM：胸骨甲状肌；TG：甲状腺）

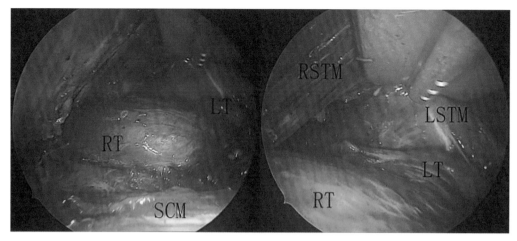

图 8-11　于颈前带状肌深面分离至对侧腺体，使用悬吊拉钩上提对侧胸骨甲状肌，使对侧腺体向上翻转（RT：右侧甲状腺腺叶；LT：左侧甲状腺腺叶；SCM：胸锁乳突肌；RSTM：右侧胸骨甲状肌；LSTM：左侧胸骨甲状肌）

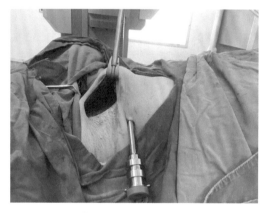

图 8-12　置入悬吊拉钩以维持手术空间，并于切口下方 5cm 处乳腺外侧缘与腋中线交点处行 1cm 的副切口，置入 3 号臂 Trocar

8.2.3 机器人外科车入位

由一助指挥台下护士将机器人外科车入位（图 8-13），按 3 号臂、2 号臂、镜头臂、1 号臂的顺序依次安装 Trocar 并摆位（图 8-14），可去除 Trocar 的密封圈，1~3 号臂呈三角排列（图 8-15），先安装镜头，30°镜面向下，将镜头尽量往前送，预留 Trocar 约 5~8cm 的向前活动的空间即可（图 8-16）。然后根据主刀的操作习惯，选择超声刀、双极 Maryland 钳和强力抓钳安装至 1~3 号臂（图 8-17）。一助

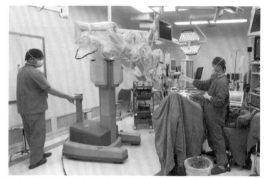

图 8-13　一助指挥台下护士将机器人外科车入位

经腋窝切口置入神经探针，通过 V1 信号检查神经监测仪连接是否正常（图 8-18）。此时，主刀可在操作台就位测试器械，一助在床旁协助操作（图 8-19）。

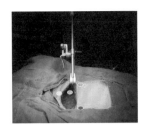

1 号臂 超声刀

2 号臂 强力抓钳

3 号臂 5mm 分离钳或 8mm 双极 Maryland 钳

镜头臂 30° 内镜

图 8-14 镜头及器械摆位的示意图

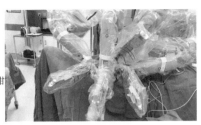

图 8-15 机械臂 Trocar 安装并摆位完成后

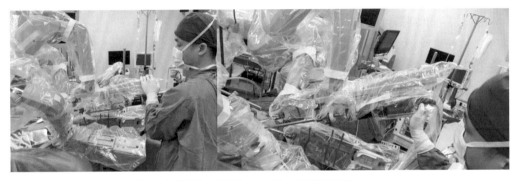

图 8-16 安装 30° 镜头，将镜头往前推送，预留 5~8cm 的向前活动的空间

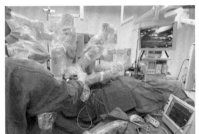

图 8-17 在内镜下推送器械就位

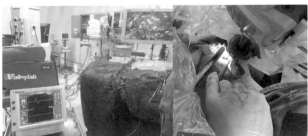

图 8-18 一助经腋窝切口置入神经探针，通过 V1 信号检查神经监测仪连接是否正常

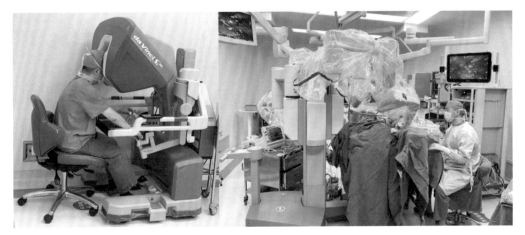

图 8-19 主刀在操作台进行操作，一助于床旁进行协助

8.3 甲状腺腺叶的切除

一般而言，单侧腺叶切除是腋窝入路机器人辅助下手术的最佳适应证。术者的操作技术成熟后，可经一侧腋窝完成双侧甲状腺叶切除及双侧中央区淋巴结清扫。如进行双侧腺叶手术，入路选择的基本原则为：①右侧腋下，峡部肿瘤，或双侧腺叶多灶PTC，最大结节位于右侧或峡部和左侧腺叶中下极；②左侧腋下，最大PTC结节位于左侧且右侧腺叶术前细针穿刺活检诊断为良性病变。以下以右侧腋窝入路为例介绍无充气腋窝入路机器人甲状腺全切除的手术步骤。

8.3.1 同侧腺叶切除

1. 右侧腺叶切除

机器人入位并置入器械（图 8-20）后，先离断甲状腺峡部（图 8-21），将甲状腺向内侧牵拉，由助手经腋窝切口置入神经探针，在右侧颈动脉鞘用 2.0mA 或 3.0mA 电流刺激迷走神经以获得右侧 V1 信号（图 8-22），再用 2.0mA 电流刺激环甲肌–喉三角位置来定位右侧喉上神经外支（图 8-23）。实时监测右侧喉上神经外支的同时，用双极电凝镊或超声刀离断甲状腺上动脉各分支（图 8-24）。将右甲状腺叶向上牵拉，识别并保护右侧下甲状旁腺（图 8-25）。在右侧气管食管沟处用 1.0mA 电流刺激右喉返神经以获得右侧 R1 信号（图 8-26），从而探测喉返神经走向。助手用可弯曲的血管拉钩将动脉鞘往外侧牵拉，用双极钳分离右侧上甲状旁腺并将其原位保留（图 8-27）。离断 Berry 韧带，完成右侧腺叶的切除（图 8-28），如有椎体叶，则一并切除，并清扫喉前淋巴结。

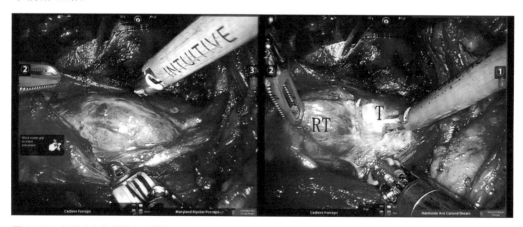

图 8-20　机器人入位并置入器械　　　　　　图 8-21　离断甲状腺峡部（RT：右侧甲状腺叶；T：气管）

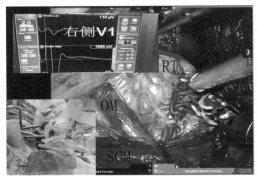

图 8-22　助手经腋窝切口置入神经探针。在右侧颈动脉鞘用 2.0mA 电流刺激迷走神经以获得右侧 V1 信号（SCM：胸锁乳突肌；OM：肩胛舌骨肌；RT：右侧甲状腺叶）

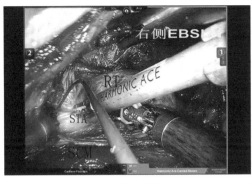

图 8-23　离断甲状腺上动脉前先用 2.0mA 电流刺激环甲肌 – 喉三角位置以定位右侧喉上神经外支（RT：右侧甲状腺叶；SCM：胸锁乳突肌；STA：甲状腺上动脉；EBSLN：喉上神经外支）

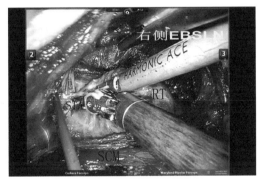

图 8-24　在实时监测右侧喉上神经外支的同时，用双极电凝镊或超声刀离断甲状腺上动脉各分支（前支、后支及外支）（RT：右侧甲状腺叶；SCM：胸锁乳突肌；STA：甲状腺上动脉；EBSLN：喉上神经外支）

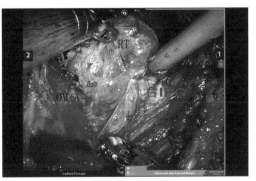

图 8-25　识别并保护右侧下甲状旁腺（RT：右侧甲状腺叶；OM：肩胛舌骨肌；IPG：下甲状旁腺）

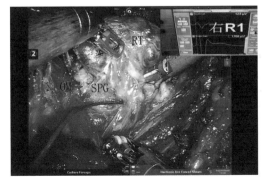

图 8-26　在右侧气管食管沟处用 1.0mA 电流刺激右喉返神经以获得右侧 R1 信号，并探测喉返神经走向（SPG：上甲状旁腺；OM：肩胛舌骨肌；RT：右侧甲状腺叶）

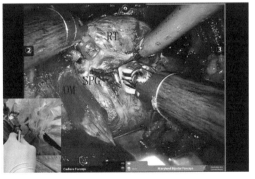

图 8-27　助手使用可弯曲的血管拉钩牵拉并保护颈动脉鞘，用双极钳分离右侧上甲状旁腺并将其原位保留（SPG：上甲状旁腺；OM：肩胛舌骨肌；RT：右侧甲状腺叶）

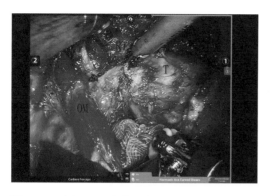

图 8-28　离断 Berry 韧带，完成右侧腺叶的切除（T：
气管；OM：肩胛舌骨肌；RT：右侧甲状腺叶）

2. 左侧腺叶切除

将左侧甲状腺叶向上提起，紧贴气管分离左侧甲状腺叶（图 8-29），向右侧牵拉左侧甲状腺叶，辨认和分离左侧下甲状旁腺（图 8-30），用 2.0mA 或 3.0mA 电流刺激左侧环甲肌-喉三角位置并定位左侧喉上神经外支，同时实时监测保护好喉上神经外支，离断左侧上甲状腺动脉各分支（图 8-31）。将左侧甲状腺叶向右上方牵拉，用 2.0mA 或 3.0mA 电流在左侧颈动脉鞘处刺激迷走神经以获得左侧 V1 信号（图 8-32）；用 1.0mA 电流在左侧气管食管沟处刺激左侧喉返神经以获得左侧 R1 信号（图 8-33）；以探测喉返神经走向；实时监测定位左侧喉返神经，离断左侧 Berry 韧带（图 8-34）；将甲状腺叶向左上方牵拉，显露左侧上甲状旁腺且原位保留（图 8-35），完整切除左侧甲状腺叶。

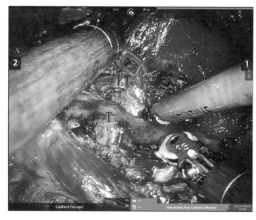

图 8-29　紧贴气管分离左侧甲状腺叶（T：气管；
LT：左侧甲状腺叶）

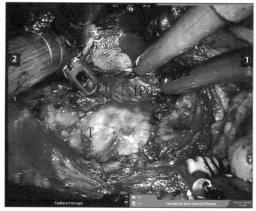

图 8-30　将左侧甲状腺叶向右侧牵拉，辨认并分离左侧下甲状旁腺（T：气管；LT：左侧甲状腺叶；IPG：下甲状旁腺）

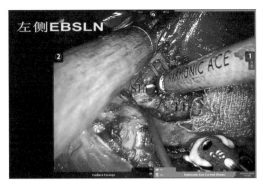

图 8-31 用 2.0mA 电流刺激左侧环甲肌 – 喉三角位置并定位左侧喉上神经外支，术中实时监测保护喉上神经外支，再离断左侧甲状腺上动脉各分支（LT：左侧甲状腺叶；SCM：胸锁乳突肌；STA：甲状腺上动脉；EBSLN：喉上神经外支）

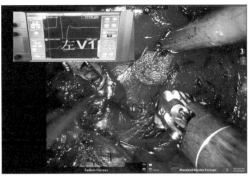

图 8-32 将左侧甲状腺叶向右上方牵拉，用 2.0mA 电流在左侧颈动脉鞘处刺激迷走神经以获得左侧 V1 信号（T：气管；OM：肩胛舌骨肌；LT：左侧甲状腺叶）

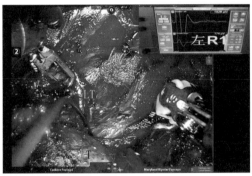

图 8-33 用 1.0mA 电流在左侧气管食管沟处刺激左侧喉返神经以获得左侧 R1 信号，从而探测喉返神经走向（LT：左侧甲状腺叶；T：气管）

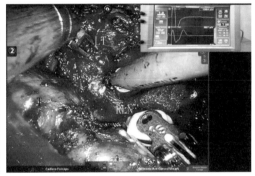

图 8-34 实时监测定位左侧喉返神经，离断左侧 Berry 韧带（LT：左侧甲状腺叶；RLN：左喉返神经；T：气管）

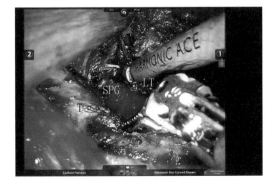

图 8-35 原位保留左侧上甲状旁腺，完整切除左侧甲状腺叶（LT：左侧甲状腺叶；T：气管；SPG：上甲状旁腺）

8.4 中央区淋巴结清扫

8.4.1 同侧中央区淋巴结清扫

实时定位右侧喉返神经，分离右侧下甲状旁腺（图 8-36），清扫右侧中央区组织（图 8-37），包括喉前淋巴结、气管前及同侧气管食管沟组织。其中，右侧喉返神经深面淋巴结同期常规清扫，完成右侧中央区淋巴结清扫后，用 1.0mA 电流刺激右侧喉返神经以检测右侧 R2 信号（图 8-38）；用 2.0mA 或 3.0mA 电流刺激右侧颈动脉鞘的迷走神经以检测右侧 V2 信号（图 8-39），观察信号有无丢失。

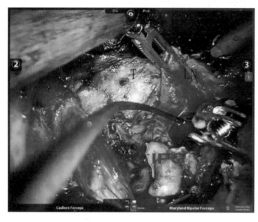

图 8-36 实时定位右侧喉返神经，分离右侧下甲状旁腺，清扫右侧中央区组织（T：气管；LN：中央区淋巴结组织；IPG：下甲状旁腺）

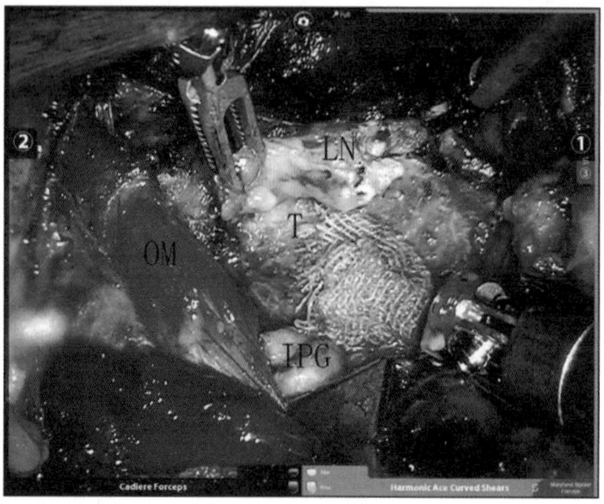

图 8-37 清扫右侧中央区组织（OM：肩胛舌骨肌；T：气管；IPG：下甲状旁腺；LN：中央区淋巴结组织）

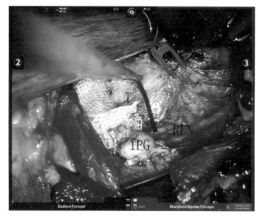

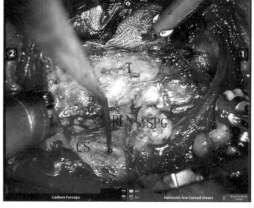

图 8-38 完成右侧中央区淋巴结清扫后，用 1.0mA 电流刺激右侧喉返神经以检测右侧 R2 信号（T：气管；IPG：下甲状旁腺；RLN：喉返神经）

图 8-39 完成右侧中央区清扫后，用 2.0mA 电流刺激右侧颈动脉鞘的迷走神经以检测右侧 V2 信号（T：气管；IPG：下甲状旁腺；RLN：喉返神经；CS：颈动脉鞘）

8.4.2 对侧中央区淋巴结清扫

定位左侧喉返神经并予以解剖保护（图 8-40），助手用弯吸管将气管下压，显露左侧中央区，仔细分离并保护左侧下甲状旁腺，进行左侧中央区淋巴结清扫（图

8-41）。左侧中央区淋巴结清扫完成后，用 1.0mA 电流刺激左侧喉返神经以检测左侧 R2 信号（图 8-42），用 2.0mA 或 3.0mA 电流刺激左侧颈动脉鞘的迷走神经以检测左侧 V2 信号（图 8-43）。检查标本（图 8-44）的完整性及有无误切旁腺。

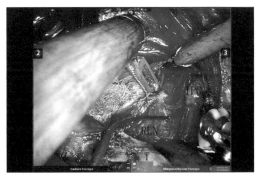

图 8-40　定位左侧喉返神经并予以解剖保护，进行左侧中央区淋巴结清扫（T：气管；RLN：喉返神经；IPG：下甲状旁腺）

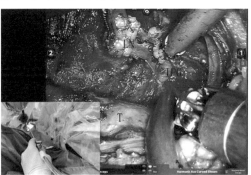

图 8-41　助手用弯吸管下压气管，保护左侧下甲状旁腺，进行左侧中央区淋巴结清扫（T：气管；LN：中央区淋巴结组织；IPG：下甲状旁腺）

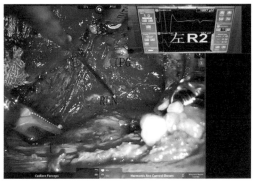

图 8-42　左侧中央区淋巴结清扫完成后，用 1.0mA 电流刺激左侧喉返神经以检测左侧 R2 信号（T：气管；IPG：下甲状旁腺；RLN：喉返神经）

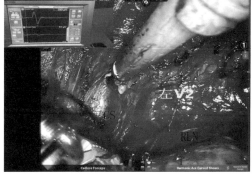

图 8-43　用 2.0mA 或 3.0mA 电流刺激左侧颈动脉鞘的迷走神经以检测左侧 V2 信号（T：气管；IPG：下甲状旁腺；RLN：喉返神经；CS：颈动脉鞘）

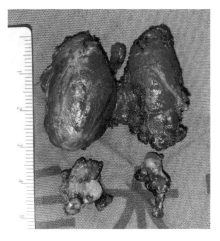

图 8-44　术后标本

完成双侧中央区淋巴结清扫后，对于伴有侧颈淋巴结转移的N1b患者，可经同侧腋窝行Ⅱa~Ⅴb区淋巴结清扫，但对于Ⅱb区和Ⅴa区的处理仍较困难，可联合耳后入路完成Ⅱ~Ⅴ区改良根治性淋巴结清扫。

淋巴结清扫完成后，常规用大量的蒸馏水冲洗术腔，再次检查并彻底止血，放置引流管，逐层缝合腋窝切口，对手术通道予以加压包扎。

（黄晓明　梁发雅）

8.5 单孔机器人甲状腺手术

国际上最早使用的是由美国直觉外科研发的第四代产品SP手术机器人。该达芬奇SP手术机器人由三部分组成：患者手术平台、医生控制台、影像处理平台。与多臂机器人S、Xi、X不同的是，SP手术机器人的患者手术平台只有一条机器臂，仅使用一条直径2.5cm的套管。套管内包括3个多关节器械和1个全腕3D高清摄像头，帮助医生在狭窄的手术空间中实现可视化和控制功能。

达芬奇SP系统于2018年在美国上市，已获批用于泌尿外科，主要用于根治性前列腺切除术、肾盂成形术、肾部分切除术和全肾切除术，还获批用于经口耳鼻喉科，如口咽侧切术（根治性扁桃体切除术）和舌根切除术。但达芬奇SP系统在我国仍处于临床试验的过程中，尚未获批上市。

2023年11月24日，我国拥有完整自主知识产权的国产腔镜手术机器人——精锋®单孔腔镜手术机器人SP1000，获得国家药品监督管理局上市批准。该产品的注册获批，标志着我国本土医疗器械创新开启了一个全新的时代。精锋®单孔腔镜手术机器人SP1000具备全球领先的功能：单一切口、器械内镜高灵活性、设备集成度高、手术区域可调、沉浸式三维高清图像、多种专有扩展器械，可以增强外科医生的手术能力并改善患者的治疗效果。

2024年3月29日，浙江省人民医院葛明华教授带领团队成员联合精锋医疗启动一项"评价内窥镜手术器械控制系统（SP1000）在头颈部肿瘤（甲状腺、咽喉部肿瘤）手术安全性和有效性的临床试验"。四川省肿瘤医院李超教授团队共同参与本临床研究项目。单孔手术机器人可在狭小的咽喉腔内，提供放大的手术视野，利用机械臂进行灵活的抓持、切割和止血等操作，帮助医生在狭窄的手术空间实现可视化和操控功能。对于早期的口腔、咽喉肿瘤，使用单孔手术机器人可减少出血，并避免传统开放手术造成的颜面部毁损，未来的前景可期。该临床试验已经开展，入组患者均安全、顺利地完成了手术。（图8-45~图8-50）

腋窝切口的设计与无充气腋窝入路腔镜甲状腺手术相同，但无需加辅助切口，单一腋窝切口即可（图8-51），建腔、甲状腺叶切除、中央区淋巴结清扫的方法及步骤，均与腋窝入路腔镜/多臂机器人手术相同。

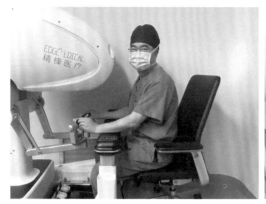

图 8-45 葛明华教授

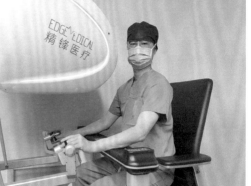

图 8-46 郑传铭教授

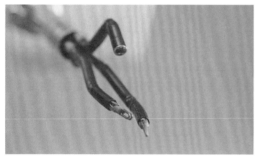

图 8-47 多关节纤维机械手

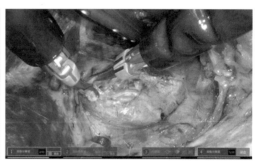

图 8-48 机械手术的术中操作

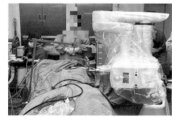

图 8-49 患者手术平台

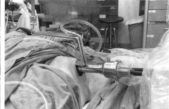

图 8-50 单孔机器臂

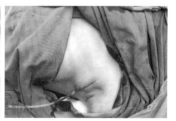

图 8-51 单一腋窝切口

参考文献

贺青卿，周鹏，庄大勇，等. 经腋窝与胸前径路da Vinci Si机器人甲状腺腺叶切除二例. 国际外科学杂志，2014（2）：104–107.

梁发雅，蔡谦，韩萍，等. 经腋下径路无注气内镜下甲状腺微小乳头状癌手术与传统手术的对照研究. 肿瘤预防与治疗，2017，30（2）：92–95，101.

梁发雅，韩萍，蔡谦，等. 经腋下入路机器人辅助甲状腺手术的初步经验. 临床耳鼻咽喉头颈外科杂志，2018，32（14）：1051–1055.

梁发雅，韩萍，林沛亮，等. 腋下联合耳后入路达芬奇机器人颈清扫术治疗N1b PTC的初步经验. 中华耳鼻咽喉头颈外科杂志，2022，57（9）：1072–1078.

张彬，韩宗辉，BIKASH R. 经口腔达芬奇机器人甲状腺手术初步经验. 中华腔镜外科杂志（电子版），2018，11（4）：234–237.

BYEON H K，HOLSINGER F C，TUFANO R P，et al. Robotic total thyroidectomy with modified radical neck dissection via unilateral retroauricular approach. Ann Surg Oncol，2014，21（12）：3872–3875.

DUKE W S，HOLSINGER F C，KANDIL E，et al. Remote access robotic facelift thyroidectomy: a multi–institutional experience. World J Surg，2017，41（1）：116–121.

HE Q Q，ZHU J，ZHUANG D Y，et al. Comparative study between robotic total thyroidectomy with central lymph node dissection via bilateral axillo–breast approach and conventional open procedure for papillary thyroid microcarcinoma. Chin Med J（Engl），2016，129（18）：2160–2166.

HUSCHER C S，CHIODINI S，NAPOLITANO C，et al. Endoscopic right thyroid lobectomy.Surg Endosc，1997，11（8）：877.

IKEDA Y，TAKAMI H，SASAKI Y，et al. Endoscopic neck surgery by the axillary approach. J Am Coll Surg，2000，191（3）：336–340.

KANG S W，JEONG J J，NAM K H，et al. Robot–assisted endoscopic thyroidectomy for thyroid malignancies using a gasless transaxillary approach. J Am Coll Surg，2009，209（2）：e1–e7.

KANG S W，JEONG J J，YUN J S，et al. Gasless endoscopic thyroidectomy using trans–axillary approach；surgical outcome of 581 patients. Endocr J，2009，56（3）：361–369.

KIM H K，CHAI Y J，DIONIGI G，et al. Transoral robotic thyroidectomy for papillary thyroid carcinoma：perioperative outcomes of 100 consecutive patients. World J Surg，2019，43（4）：1038–1046.

KIM M J，NAM K H，LEE S G，et al. Yonsei experience of 5000 gasless transaxillary robotic thyroidectomies. World J Surg，2018，42（2）：393–401.

KIM W S，LEE H S，KANG S M，et al. Feasibility of robot–assisted neck dissections via a transaxillary and retroauricular（"TARA"）approach in head and neck cancer：preliminary results. Ann Surg Oncol，2012，19（3）：1009–1017.

LIU P，ZHANG Y，QI X，et al. Unilateral axilla–bilateral areola approach for thyroidectomy by da vinci robot：500 cases treated by the same surgeon. J Cancer，2019，10（16）：3851–3859.

LOBE T E，WRIGHT S K，IRISH M S. Novel uses of surgical robotics in head and neck surgery. J Laparoendosc Adv Surg Tech A，2005，15（6）：647–652.

SHIN Y S，HONG H J，KOH Y W，et al. Gasless transaxillary robot–assisted neck dissection：a preclinical feasibility study in four cadavers. Yonsei Med J，2012，53（1）：193–197.

YANG S M，PARK W S，YOU J Y，et al. Comparison of postoperative outcomes between bilateral axillo–breast approach–robotic thyroidectomy and transoral robotic thyroidectomy. Gland Surg，2020，9（6）：1998–2004.

YOON J H，PARK C H，CHUNG W Y. Gasless endoscopic thyroidectomy via an axillary approach：experience of 30 cases. Surg Laparosc Endosc Percutan Tech，2006，16（4）：226–231.

YU S，HAN P，LIANG F，et al. Three–dimensional versus two–dimensional endoscopic–assisted thyroidectomy via the anterior chest approach：a preliminary report. Surgical Endoscopy，2017，31（10）：4194–4200.

颈淋巴结清扫术问世至今已有 100 余年的历史，其在甲状腺癌手术中的重要地位早已明确。分化型甲状腺癌的恶性程度低，预后良好，但其颈淋巴结的转移率高，约为 70%~80%，手术是目前唯一能根治且有效的治疗方法。主要的手术方式为改良根治性颈淋巴结清扫术（modified radical neck dissection，MRND）。传统手术的切口长，位于颈部，术后易遗留瘢痕，影响美观，特别是对于瘢痕体质的患者。近年来，采用颈外路径的腔镜技术是甲状腺肿瘤外科的一个新趋势。2004 年，Chung 等首次开展无充气腋窝入路腔镜甲状腺手术。良好的手术安全性和广泛的医患接受度，使得此术式迅速得到推广。GUA 广泛被应用于早期低危 PTC，也有研究报道 GUA 在侵袭性甲状腺癌手术中的可行性和安全性，其适应证已扩展到侧颈 MRND 中。

9.1 适应证和禁忌证

9.1.1 适应证

适应证有①B 超及穿刺病理检查考虑分化型甲状腺癌，并伴有颈淋巴结转移；② 无甲状腺手术史；③甲状腺功能正常；④原发灶及转移灶未侵犯周围组织；⑤术前影像学提示转移淋巴结的最大直径 ≤ 3.0cm、Ⅱ区转移淋巴结无融合、无外侵及囊性变；⑥有强烈的美容手术意愿。

9.1.2 禁忌证

禁忌证有①严重的心、肝、肾功能异常；②伴有严重的呼吸系统疾病或其他系统疾病而无法耐受麻醉、手术；③峡部、双侧或胸骨后甲状腺病变，PTC 原发灶外侵，PTC 颈侧区或中央区淋巴结多发转移，有颈部、甲状腺、乳房手术史或颈部放射史；④非分化型甲状腺癌；⑤认知功能障碍。

9.2 手术方法与步骤

GUA-MRND 的原则、范围与开放手术基本一致。

（1）全麻后，为患者垫肩，患侧上肢外展，让患者处于仰卧位、头稍转向健侧；选择腋窝第 Ⅰ 或第 Ⅱ 主皮纹切口，长为 3.5~4.5cm。

（2）采用 GUA 的"三推进"悬吊建腔法，建立手术操作的空间。

（3）根据"葛-郑氏七步法"行甲状腺腺叶和峡部切除及中央区淋巴结清扫。

（4）选择向头侧折 30° 的拉钩，牵拉胸锁乳突肌胸骨头，继续向上分离胸骨头与锁骨头之间的自然间隙，接着显露颌下腺下缘、二腹肌、脊副神经主干，沿颈内静脉表面打开鞘膜，自下而上清扫颈内静脉前方的 Ⅲ 区淋巴结及 Ⅱa 区淋巴结，上界至二腹肌水平（图 9-1）。

（5）用超声刀从胸锁乳突肌后缘由下至上游离，下界至锁骨上缘水平，上界至副神经水平，内侧界至带状肌外侧缘，将外侧皮瓣分离至斜方肌内侧缘，显露并保护好颈外静脉和锁骨上神经。选择向胸侧折 30° 的拉钩，将包括胸骨部及锁骨部在内的胸锁乳突肌完整牵拉悬吊，维持稳定的水平空间和垂直空间（图 9-2）。

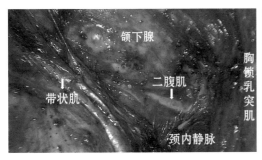

图 9-1 清扫 II 区淋巴结后显露颌下腺及二腹肌

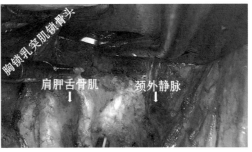

图 9-2 清扫 III 区淋巴结，暴露颈外静脉、肩胛舌骨肌

（6）沿颈内静脉表面自下而上打开鞘膜，下界至颈内静脉入胸廓入口水平，清扫 IV 区及颈内静脉后方的 III 区淋巴结脂肪组织。此时，助手可加一针式拉钩，将颈总动脉及颈内静脉牵拉向对侧，注意保护迷走神经。IV 区在静脉角处显露胸导管或淋巴导管，尽可能结扎或用 Homelock 夹闭以防止术后淋巴瘘。在斜方肌前方显露并保护副神经斜方肌支，逆行解剖副神经

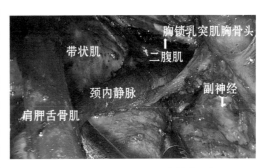

图 9-3 清扫 III 区淋巴结后暴露颈内静脉、肩胛舌骨肌和副神经

至胸锁乳突肌深部，保护颈横血管、膈神经、副神经，沿颈深筋膜深层表面，内界至颈内静脉深面，外界至斜方肌前缘，从内向外、自下而上清扫 IV 区、V 区、III 区淋巴结（图 9-3、图 9-4、图 9-5）。

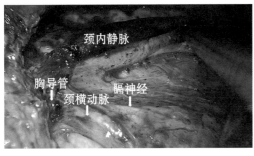

a

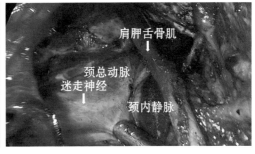

b

图 9-4 a 为清扫 IV 区淋巴结后暴露颈静脉角、胸导管、颈横动脉及膈神经；b 为清扫 IV 区淋巴结后暴露迷走神经

（7）更换转向头侧 30° 的拉钩，将胸锁乳突肌上段牵拉悬吊，解剖耳大神经及副神经胸锁乳突肌支，继续游离胸锁乳突肌至乳突附着部，从下斜向内上，清扫 II b 区

淋巴结（图9-6）。

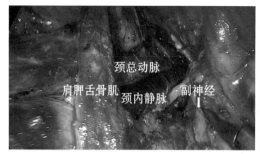

图 9-5　清扫 V 区淋巴结后暴露副神经

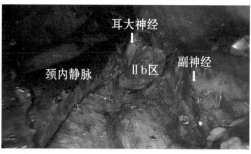

图 9-6　解剖耳大神经及副神经后暴露 Ⅱ b 区淋巴结

（8）将标本置入标本袋后取出，用温的无菌蒸馏水反复冲洗术腔，严密止血，放置负压引流管，缝合腋窝切口（图9-7）。

9.3 总结与展望

腔镜/机器人甲状腺癌手术是近年来甲状腺外科的主要进展。一项有关机器人手术与传统开放手术的Meta分析表明，与

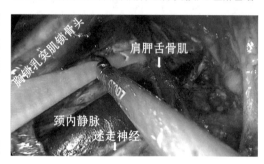

图 9-7　完成 GUA-MRND 后的全面观，置入引流管

开放组相比，机器人组出血量少、美容满意度高、吞咽功能障碍程度低。根据手术入路的不同，主要可分为经口、经胸乳及经腋窝等。本中心作为国内较早开展无充气腋窝入路腔镜甲状腺手术的中心之一，已发表多篇相关报道，发现在中央区清扫淋巴结的平均数目、术后并发症、术后颈胸部疼痛方面，将腔镜组与开放组比较，差异无统计学意义，且腔镜组获得理想的美容满意度。

传统的侧颈清扫手术切口包括U型、L型、低领弧形等，切口约为15~20cm。部分患者留有较长的瘢痕，严重影响美观。目前，有关腔镜下PTC侧颈淋巴结清扫术的报道主要为胸乳入路，在颈淋巴结清扫术的手术时间、清扫淋巴结的数量、阳性淋巴结的数量等方面，胸乳入路腔镜与开放手术相比，差异无统计学意义，而在术中出血量方面，腔镜组显著少于开放组。另一项研究回顾分析了500例达芬奇机器人经腋窝侧颈淋巴结清扫术的患者，显示了其技术的可行性、美容性及安全性。

葛明华、郑传铭团队在国内首次关注到无充气腋窝腔镜手术在PTC侧颈淋巴结清扫术中的运用，腔镜组与开放组在多项关键指标上，如淋巴结清扫的数量、手术出血量、术后引流管的放置时间、住院天数等方面具有等效性。该入路首先暴露胸锁乳突肌间隙、肩胛舌骨肌及颈内静脉，可更好地暴露Ⅲ区淋巴结，加上腔镜的放大作用，可更好地保护神经、血管，在达到疗效的同时获得满意的颈部功能保护和美容效果。PTC淋巴结转移主要为Ⅱa区、Ⅲ区和Ⅳ区，Ⅱb区及V区淋巴结的转移概率较低。

2012年版的美国甲状腺协会的相关指南对原发灶较小、淋巴结无明显外侵且局限于Ⅲ区和Ⅳ区者，可择区进行颈淋巴结清扫术（Ⅱa区、Ⅲ区、Ⅳ区和Ⅴb区清扫）。故对于经过选择的PTC单侧颈淋巴结转移患者，行GUA-MRND进行颈淋巴结择区清扫是可行的。在选择GUA-MRND的目标患者时，术前检查Ⅱ区，特别是Ⅱb区淋巴结是否融合与外侵至关重要。

腔镜组与开放组在有限的颈淋巴结清扫区域内具有同等的治疗效果。在颈部功能保护方面，短期内腔镜组优于开放组；术后长期来看，腔镜组与开放组在并发症及肿瘤复发率等方面无显著差异，而在术后颈前吞咽不适的发生概率和术后切口的满意度上，腔镜组更具优势。传统的开放侧颈淋巴结清扫是肿瘤根治的基石，是治疗的金标准。但在充分的术前评估下，针对性地选择符合手术适应证的患者来开展GUA-MRND，方能在肿瘤根治的彻底性、安全性的基础上兼具美容效果及功能保护。

（郑传铭　尹畅恬　徐加杰）

参考文献

胡啸天，忻莹，郑传铭，等.无充气腋窝入路完全腔镜甲状腺手术的"三推进"悬吊建腔法.浙江大学学报（医学版），2021（6）：694-700.

李想，孙春雷，张懿，等.无充气腋窝入路腔镜手术治疗甲状腺乳头状癌的疗效研究.医学信息，2021，34（4）：115-118.

王佳峰，徐加杰，蒋烈浩，等.无充气腋窝入路完全腔镜下甲状腺癌根治术对术后颈部功能影响的初步研究.中华内分泌外科杂志，2021，15（1）：5.

徐加杰，张李卓，张启弘，等.无充气经腋窝腔镜甲状腺手术的临床应用.中华耳鼻咽喉头颈外科杂志，2020，55（10）：913-920.

郑传铭，毛晓春，王佳峰，等.无充气腋窝入路完全腔镜下甲状腺癌根治术效果初步评价初期体会.中国肿瘤临床，2018，45（1）：6.

郑传铭，徐加杰，蒋烈浩，等.无充气腋窝入路完全腔镜下甲状腺叶切除的方法——葛-郑氏七步法.中国普通外科杂志，2019，28（11）.

中国抗癌协会甲状腺癌专业委员会，中华医学会肿瘤学分会甲状腺肿瘤专业委员会，中国研究型医院学会甲状腺疾病专业委员会，等.无充气腋窝入路腔镜甲状腺手术专家共识（2022版）.中华内分泌外科杂志，2021，15（6）：557-563.

CHUNG Y S, CHOE J H, KANG K H, et al. Endoscopic thyroidectomy for thyroid malignancies: comparison with conventional open thyroidectomy. World J Surg, 2007, 31（12）: 2302-6230.

GONG Y P, YANG J, YAN S P, et al. Pattern of and clinicopathologic risk factors for lateral lymph node metastases in papillary thyroid carcinoma patients with lateral cervical lymphadenopathy. Medicine（United States）, 2018, 97（36）: e12263. 20.

KANG S W, KANG S W, LEE S H, et al. Initial experience with robot-assisted modified radical neck dissection for the management of thyroid carcinoma with lateral neck node metastasis. Surgery, 2010, 148（6）: 1214-1221.

KIM J K, LEE C R, KANG S W, et al, Robotic transaxillary lateral neck dissection for thyroid cancer: learning experience from 500 cases. Surgical Endoscopy, 2021: 1-9.

LIU C X, XIAO C, CHEN J J, et al. Risk factor analysis for predicting cervical lymph node metastasis in papillary thyroid carcinoma: a study of 966 patients. BMC Cancer, 2019, 19（1）: 1-10.

LI Z Y, WANG P, WANG Y, et al. Endoscopic thyroidectomy via breast approach for patients with Graves'disease. World J Surg, 2010, 34（9）: 2228-2232.

SHAHA A R, SHAH J P, LOREE T R.Patterns of nodal and distant metastasis based on histologic varieties in differentiated carcinoma of the thyroid. Am J Surg, 1996, 172（6）: 692-694.

SONG C M, JI Y B, KIM I S, et al. Low transverse incision for lateral neck dissection in patients with papillary thyroid cancer: improved cosmesis. World Journal of Surgical Oncology, 2017, 15（1）: 97.

SON S K, KIM J H, BAE J S, et al. Surgical safety and oncologic effectiveness in robotic versus conventional open thyroidectomy in thyroid cancer: a systematic review and meta-analysis. Annals of Surgical Oncology, 2015, 22（9）: 3022-3032.

TAE K, JI Y B, CHO S H, et al. Initial experience with a gasless unilateral axillo-breast or axillary approach endoscopic thyroidectomy for papillary thyroid microcarcinoma: comparison with conventional open thyroidectomy. Surg Laparosc Endosc Percutan Tech, 2011, 21（3）: 162-169.

XU J J, ZHANG L Z, ZHANG Q H, et al. Clinical application of the gasless unilateral axillary approach in endoscopic thyroid surgery. Zhonghua Er Bi Yan Hou Tou Jing Wai Ke Za Zhi, 2020, 55（10）: 913-920.

YU H W, CHAI Y J, KIM S J, et al. Robotic-assisted modified radical neck dissection using a bilateral axillo-breast approach（robotic BABA MRND）for papillary thyroid carcinoma with lateral lymph node metastasis. Surgical Endoscopy, 2018, 32（5）: 2322-2327.

甲状旁腺保护与神经保护是甲状腺手术中永恒的话题。近年来，随着手术技术的提高及各种器械的开发，甲状旁腺及喉返神经损伤的发生率已明显下降，但文献报道的甲状旁腺损伤和喉返神经损伤的概率仍为 1%~3%。神经监测仪的临床应用，对术中喉返神经的寻找和功能保护起到了积极的作用。甲状旁腺损伤导致的术后甲状旁腺功能低下仍然是困扰甲状腺外科医师的难题。甲状旁腺损伤主要包括挫伤、血供障碍及误切。文献报道，甲状腺术后暂时性和永久性甲状旁腺功能低下的发生率分别为 14%~60% 和 4%~11%。暂时性甲状旁腺功能低下会造成一过性低钙血症，但对患者的生活质量不会造成严重的影响；而永久性甲状旁腺功能低下则会造成永久性的低钙症状，多以手足麻木和四肢抽搐为表现，严重影响患者的生活质量，并成为产生医疗纠纷的主要因素。因此，应重视甲状腺手术中甲状旁腺的保护。腔镜技术在甲状腺外科发展中日趋成熟，经腋窝入路腔镜甲状腺手术（以下简称"经腋腔甲"）作为目前国内外几种主流的入路之一备受瞩目。经腋腔甲和其他几种入路腔镜甲状腺手术一样，甲状旁腺保护的原则与开放手术大致相同，但也有细微的差别。本章将结合开放甲状腺手术中甲状旁腺的保护作系统阐述。

10.1 甲状旁腺的保护

10.1.1 甲状旁腺的解剖及分型

1. 甲状旁腺的解剖

活体正常的甲状旁腺呈棕黄色，扁椭圆形，直径约为 3~6mm，重约 30~40mg。通常为 4 个，上下左右 2 对。但由于胚胎发育与解剖学的特征，其位置与数目的变异较多，文献报道，最少的只有 1 枚，最多的有 11 枚。但低于 4 枚的，实际上很难判断是由于本身甲状旁腺的数目不足 4 枚，还是由检查不充分导致的。胚胎学中，甲状旁腺源自第 3、4 鳃裂的背侧内皮。上甲状旁腺源自第 4 鳃裂，下降至甲状腺上 1/3 的背侧，因此，位置相对固定。下甲状旁腺与胸腺共同源自第 3 鳃裂，发育过程中，共同通过甲状腺的侧后方后两者分离，甲状旁腺转向甲状腺下极，胸腺继续下降进入纵隔。由于行程较长，下甲状旁腺容易发生位置变异，它可停留在下降过程中的任意位置。下甲状旁腺可完全不下降，位于颌下颈总动脉、颈内静脉外侧或颈动脉鞘内；可随胸腺一起下降而位于胸腺内；也可下降至纵隔内，位于心包膜前面或主动脉弓与肺动脉之间。甲状旁腺的血供对行甲状腺切除术时甲状旁腺的保护十分重要。大多数的甲状旁腺具有独立的甲状旁腺动脉。上甲状旁腺的血液供应通常有 3 种来源：①甲状腺上动脉后支，为最主要的动脉血供来源；②甲状腺上、下动脉的吻合支；③甲状腺最下动脉及喉部、气管、食管等处的动脉。下甲状旁腺的血供主要来源于甲状腺下动脉，如下甲状旁腺与甲状腺分离，则还可能接受甲状腺最下动脉及胸内动脉等邻近动脉的血供。

上、下甲状旁腺的血供是由甲状腺上、下动脉在进入甲状腺组织前发出。因此，为了保证甲状旁腺的血供，应紧贴甲状腺固有被膜处理进出甲状腺的 3 级终末血管，而不应该结扎甲状腺上、下动脉的主干。

2. 甲状旁腺的分型

统一甲状旁腺的分型有利于甲状旁腺的统计及学术交流。朱精强教授团队于 2013 年根据甲状旁腺与甲状腺的位置关系及原位保留的难易程度，首次将甲状旁腺分为 A、B 两型，认为 B 型比 A 型更容易原位保留，A1 型比 A2 型可能更容易原位保留，A3 型不可能原位保留。A 型为紧密型，即甲状旁腺与甲状腺的关系紧密，相对较难原位保留，其中又分为 3 个亚型：A1 型，甲状旁腺与甲状腺表面相贴（图 10-1a）；A2 型，甲状旁腺部分嵌入甲状腺内，但是位于甲状腺固有被膜外（图 10-1b）；A3 型，甲状旁腺完全位于甲状腺组织内（图 10-1c）。B 型为非紧密型，即甲状旁腺与甲状腺之间有自然间隙，比较容易原位保留，也分为 3 个亚型：B1 型，甲状腺周围型（图 10-1d），即除了 B2 及 B3 型的所有 B 型；B2 型，胸腺内型（图 10-1e），即甲状旁腺位于胸腺内；B3 型，由胸腺或纵隔的血管供血者（图 10-1f）。

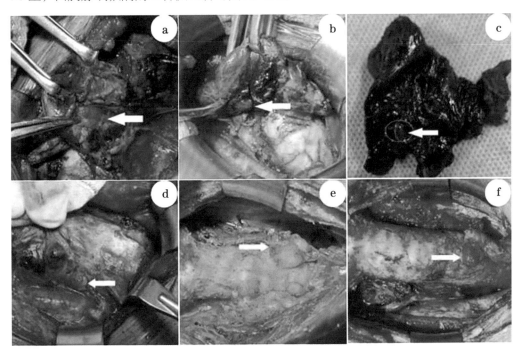

a.A1 型　b.A2 型　c.A3 型　d.B1 型　e.B2 型　f.B3 型

图 10-1　甲状旁腺的分型 [白色箭头所示的为甲状旁腺，引自：中国医师协会外科医师分会甲状腺外科医师委员会 . 甲状腺手术中甲状旁腺保护专家共识 . 中国实用外科杂志，2015，35（7）：731-736]

10.1.2 甲状旁腺的识别技术

1. 肉眼识别

目前，外科医生根据甲状旁腺的解剖部位、外观及其对缺血的耐受性等直接观察甲状旁腺，仍然是术中甲状旁腺识别的金标准。以前，采用术中静脉注射亚甲蓝以增加甲状旁腺与周围组织的对比度。然而，越来越多的研究表明，病理性的甲状旁腺组织易被亚甲蓝染色，而正常的甲状旁腺组织的染色率很低，效果不佳。同时，亚甲蓝注射存在一些副反应，如心律失常、迟缓性运动障碍、神经毒性及精神异常等。因此，目前该方法已很少使用。

2.纳米炭甲状腺旁腺负显影

纳米炭混悬注射液（简称纳米炭）为纳米级炭颗粒制成的混悬液，颗粒直径为150nm，具有高度的淋巴系统趋向性。由于毛细血管内皮细胞间隙为20~50nm，而毛细淋巴管内皮细胞间隙为120~500nm，且基膜发育不全，故将纳米炭注射到甲状腺组织内，其不会进入血管，可迅速进入淋巴管或被巨噬细胞吞噬后进入毛细淋巴管，滞留、聚集在淋巴结，从而使甲状腺及其引流区域的淋巴结黑染。由于绝大多数甲状旁腺位于中央区，且不接收甲状腺的淋巴回流，因此，在甲状腺组织内注射纳米炭后，甲状腺及其引流区域的淋巴管及淋巴结大多数会被黑染，而甲状旁腺不会被黑染，使之与被黑染的甲状腺及淋巴结容易区分而被辨认。朱精强等将其称之为"纳米炭甲状旁腺负显影辨认保护技术"。迄今为止，我国在甲状腺手术中应用纳米炭的病例累计达数万例，尚无不良反应的报告。大量的研究已表明，在甲状腺手术中使用纳米炭有助于辨认甲状旁腺进而使之得到保护，预防术后发生甲状旁腺功能低下。

3.吲哚菁绿显像

甲状腺手术中甲状旁腺血供障碍是术后甲状旁腺功能低下的重要原因。而目前最常用于评估甲状旁腺血流灌注的方法是基于外科医生的临床经验和视觉观察（如颜色、边缘出血、搏动、温度）的主观判断。吲哚菁绿（indocyanine green，ICG）是一种水溶性阴离子菁染料。这种染料可以注射到人体血液中，且几乎没有副作用，在近红外光谱（约820nm）波长光的激发时发出荧光。这种染料于1956年首次获准用于临床，现在是唯一获临床批准的近红外荧光染料。荧光由专门的示波器和相机检测，然后传输到标准监视器，以识别存在染料的解剖结构（即胆管、血管、淋巴结等）。在外科手术过程中，静脉注射ICG可以实时评估内脏的血液供应和肠道灌注。近年来，该技术被运用于甲状腺外科，通过术中实时血管显像评估甲状旁腺的血流灌注。最近一篇关于在甲状腺或甲状旁腺切除术中使用ICG显像识别甲状旁腺的综述表明，ICG荧光显像是一种简单、快速、可重复的术中甲状旁腺的识别方法，并且能评估甲状旁腺的血流灌注。但是该技术目前仍然缺乏标准化，需要进一步研究以确定其临床实用性。

10.1.3 甲状旁腺保护的总策略

甲状腺手术中保护甲状旁腺的总策略应遵循"1+X+1"的原则。前一个"1"，即对于发现的每1枚甲状旁腺，都应该按唯一（最后）1枚甲状旁腺对待，认真解剖，仔细保护；在每1例甲状腺手术中至少要确切辨认1枚甲状旁腺。"X"即手术中应努力保护更多的甲状旁腺。因为不知道患者有多少枚甲状旁腺，更不知道哪一枚甲状旁腺在发挥主要功能。同时，由于患者可能只有 2 枚甲状旁腺，且可能位于同侧。因此，即使只涉及一侧甲状腺手术，也应重视甲状旁腺的保护。因为一般情况下，原位保留 1 枚及 1 枚以上具有良好血供的甲状旁腺，术后几乎不会发生严重的永久性甲状旁腺功能低下。后一个"1"的意思是对于具有中央区复发高危因素的患者，在原位保留至少 1 枚具有良好血供的甲状旁腺的基础上，可策略性移植至少 1 枚甲状旁腺。因为有大量的研究显示，常规自体移植至少 1 枚甲状旁腺几乎可避免术后发生严重的永久性甲状旁腺功能低下。

10.1.4　甲状旁腺的保护技巧

1. 精细化被膜解剖技术

精细化被膜解剖技术的精髓是在切除甲状腺时，所有的操作应该紧贴甲状腺固有被膜处理进出甲状腺的 3 级血管。采用精细化被膜解剖技术有助于原位保留 A1、A2 及 B 型甲状旁腺及其血供。

2. 保留甲状旁腺主要血供的中央区淋巴结清扫

在清扫中央区淋巴结时，应仔细解剖及保留甲状腺下动脉主干及其重要分支，以保证上、下甲状旁腺的血供。目前，主要根据甲状旁腺的颜色改变来判断其血供是否受损。当动脉损伤（缺血）时，其颜色逐渐变为苍白；当静脉损伤（瘀血）时，其颜色逐渐变为暗红色或褐色。但是，仅根据甲状旁腺的颜色改变来判断其血供是否受损具有不可靠性。当甲状旁腺缺血或瘀血时，可采用刺破或挑开甲状旁腺被膜，观察其是否出血及颜色变化，从而判断其血供损伤的程度。部分学者采用利多卡因局部浸润甲状旁腺及其周围组织，扩张痉挛血管，观察其颜色变化。可见，采用上述方式结合颜色改变可能更利于判断甲状旁腺血供是否受损及是否能原位保留。

3. 保留胸腺组织的中央区淋巴结清扫

由于 B2、B3 型甲状旁腺与胸腺的关系密切，因此，在行中央区淋巴结清扫时，如果胸腺未被肿瘤累及，切勿轻易切除，应该保留胸腺组织，以免误切 B2 型甲状旁腺及损伤 B3 型甲状旁腺的血供。

4. 减少甲状旁腺意外切除

甲状旁腺意外切除是甲状腺术后永久性甲状旁腺功能低下发生的独立的危险因素之一，其发生率为 3.7%~29.0%。除了术中仔细辨认甲状旁腺外，减少甲状旁腺意外切除最重要的方法是常规在切除标本中仔细寻找甲状旁腺。

5. 甲状旁腺自体移植

甲状旁腺自体移植是指手术中不能原位保留或被误切的甲状旁腺经冰冻病理切片（仅切取 1~2mm 送检即可）证实后将其移植于某些特定部位。研究表明，只要自体移植方法正确，其能够存活并发挥生理功能。多个研究已证实，在甲状腺切除术中常规进行 1~2 个甲状旁腺自体移植几乎可避免术后严重的永久性甲状旁腺功能低下。自体移植方法有如下两种。

（1）颗粒包埋法：将甲状旁腺切成小于1mm的颗粒状，将其分散放入切开的胸锁乳突肌或带状肌的"口袋"中，采用不可吸收性缝线缝合进行标记，有助于日后再次手术时的辨认。注意切开的肌肉要彻底止血，避免发生血肿，否则可能影响植入的甲状旁腺组织的成活。如果肿瘤在局部浸润严重，估计复发的可能性较大，建议将甲状旁腺组织移植于前臂肌肉或三角肌内。要注意，为了提高移植物的存活率，切勿将甲状旁腺颗粒放置过密，可做多个"口袋"（在同一或其他肌肉中），从而减少单个部位移植失败的风险。

（2）匀浆注射法：将甲状旁腺组织剪碎，近似匀浆吸入注射器内，抽1mL左右的生理盐水混匀后注射于前臂肌肉内。要注意注射深度，边注射边后退，以免移植物集中在一处，影响其存活。该法特别适合在完全腔镜下甲状腺手术时使用。甲状旁腺的移植部位还包括其他肌肉（如胸肌、斜方肌等）和皮下（如前臂、腹壁等）组织。甲状腺手术记录中应详细记录术中发现的甲状旁腺的数目、位置，是否行甲状旁腺自体移植、移植的数量及移植的部位，以便于再次手术时减少对甲状旁腺的损伤。

10.1.5 经腋腔甲中甲状旁腺的保护

由于腔镜的高清放大的效果，在腔镜甲状腺术中对于甲状旁腺的识别，与开放手术相比更加容易。开放手术中使用的甲状旁腺识别技术同样适合在经腋腔甲中使用，这里不再赘述。

与开放手术类似，精细化被膜解剖也是腔镜甲状腺术中保护甲状旁腺的最佳办法。但由于目前腔镜下器械还无法达到和开放手术器械一样的精细程度，比如超声刀头与甲状旁腺的血管相比还是显得粗大，因此，对于某些紧贴甲状腺被膜的A型甲状旁腺来说，想要通过精细化的被膜解剖以原位保留及其血供，还显得力有不逮。因此，对于A型甲状旁腺，在无法确保原位保留的甲状旁腺血供完好时，我们建议可以适当放宽进行自体移植的标准。

在经腋腔甲中，对于B型甲状旁腺，尤其是B型上甲状旁腺，应尽量原位保留，经腋窝入路的视野使得从侧方看清楚上甲状旁腺的血供来源。操作要点是保护好甲状腺上极血管后支，将其他分支采用"脱帽"技术离断后，将甲状腺上极向内下方牵拉，充分游离甲状腺上极腺体与环甲肌之间的间隙，在甲状腺上极背侧（喉返神经入喉口外上方）仔细辨认并原位保留上甲状旁腺，注意紧贴腺体分离以保护上甲状旁腺的血供（图10-2）。

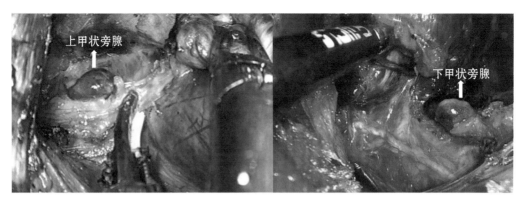

图 10-2　腋窝入路原位保留的上、下甲状旁腺

　　其后，将腔镜聚焦于甲状腺下极周围，探查并识别下甲状旁腺。对于 B2 或 B3 型甲状旁腺，一般可将其连同胸腺保留并将其置于术腔的顶部，不影响中央区清扫的效果。因为该入路采用侧后方入路，在甲状腺下极分离显露喉返神经时，往往容易破坏A1 型或 B1 型下甲状旁腺从外向内走行的血供。同时，为了显露方便和中央区淋巴结清扫的彻底性，通常会于颈总动脉的内侧离断甲状腺下动脉的主干（下甲状旁腺的主要血供来源）。因此，除非是 B2 或 B3 型甲状旁腺，通常难以原位保留 A1 或 B1 型下甲状旁腺，需要自体移植。但我们认为，甲状旁腺保护的目的是功能，而不是形态，自体移植的甲状旁腺的存活率非常高，已经得到大量的研究证实。因此，在经腋腔甲中，下甲状旁腺能原位保留的话就保留，不能原位保留的话果断自体移植，既节省手术时间，又能使中央区淋巴结清扫时因为没有保护甲状旁腺血供的顾虑而进行得更彻底。

　　总之，由于高清腔镜镜头的放大效应及甲状旁腺负显影等技术的使用，经腋腔甲中识别甲状旁腺已非难事，关键在于合理选择保护甲状旁腺血供，避免能量器械的热损伤。经腋腔甲中甲状旁腺的保护依然遵循"1+X+1"的总体原则。

（魏　涛　王小飞　郑　洵）

10.2 喉返神经、喉上神经的保护

无充气腋窝入路腔镜/机器人甲状腺手术中保护喉返神经与喉上神经的策略与目的和传统的开放手术一致。无充气经腋窝侧后方入路方式提供了良好的手术视野，类似于开放手术，再加上腔镜的放大功能，使得喉上神经外支（external branch of superior laryngeal nerve，EBSLN）与喉返神经（recurrent laryngeal nerve，RLN）的显露和保护更为便利。若使用术中神经监测技术（intra- operative neural monitoring，IONM），可参照《甲状腺及甲状旁腺术中喉上神经外支保护与监测专家共识（2017 版）》《机器人甲状腺及甲状旁腺手术中神经电生理监测临床操作专家共识（2019 版）》《无充气腋窝入路腔镜甲状腺手术专家共识（2022 版）》，执行标准化监测步骤。

10.2.1 喉返神经的保护

1. 显露走行

由于无充气经腋窝侧后方入路方式的手术视角优势，建腔完成后术野正前方即为喉返神经走行的气管食管沟（图 10-3），这极大地降低了寻找喉返神经的难度及寻找过程中出现损伤的概率。因此，建议术者暴露甲状腺的过程中全程紧贴甲状腺前被膜，在胸骨甲状肌下进行游离，进入拉钩后不要应用能量器械对甲状腺背侧进行操作，以免损伤喉返神经。若使用 IONM，充分暴露术区后，在甲状腺上、下极水平以 3.0~5.0mA 的电流强度刺激迷走神经，判断监测系统是否连接成功，明确喉返神经是否变异。对于喉不返神经的识别，建议首选术前通过 CT 明确是否有变异的右侧锁骨下动脉进行判断，对于具备术中 IONM 的中心可以进行术中定位。气管食管沟 RLN 走行区域采用"十字交叉法"进行定位，电流强度推荐 2.0~3.0mA，明确 RLN 的位置及走行。在气管食管沟内显露并保护 RLN 的过程中，建议甲状腺前被膜的游离接近甲状腺峡部即可，这样可利用拉钩牵拉甲状腺腺体，从而很好地将甲状腺侧后方暴露于视野范围内，也可将甲状腺中下极腺体推向对侧，于气管食管沟显露 RLN（图 10-4）。建议术者首先处理甲状腺下极，寻找并确认 RLN 以增加手术的安全性。尤其是在处理直径较大（≥4cm）的甲状腺肿瘤时，考虑到神经走形的变异性，更应该首先处理甲状腺下极，在确认 RLN 的情况下再进行手术操作。如果术中发现肿瘤较大且无法在甲状腺下极探测到 RLN 时，可将断开的甲状腺上极向对侧下方牵拉，在甲状软骨下角下 0.5~1.0cm 处以 3.0mA 的电流强度点状探测明确 RLN 的功能及位置，然后在由上向下的实时监测下精细解剖。若肿瘤浸润 RLN，可以在 IONM 连续监测下进行解剖 RLN。强烈建议术者参照《无充气腋窝入路腔镜甲状腺手术专家共识（2022 版）》的要求，对患者的肿瘤情况在术前进行充分的影像学评估，以手术彻底、安全为前提严格筛选手术适应证。

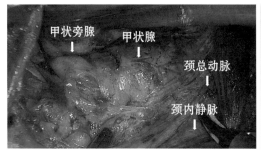

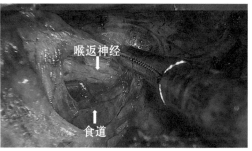

图 10-3 经腋窝侧后方入路显露甲状腺后观察气管 食管沟

图 10-4 经腋窝侧后方入路于气管食管沟显露 RLN

2. 全程解剖

沿 RLN 路径向下解剖至胸廓入口，向上解剖至入喉处，全程显露。中央区淋巴结清扫时，应先识别并保护 RLN，在颈总动脉内侧凝闭离断甲状腺下动脉（图 10-5）及静脉。如果是右侧，应格外注意在全程显露 RLN 的情况下，清扫食管表面（即椎前筋膜）的 RLN 深面淋巴结。应特别注意能量器械的使用技巧，超声刀等能量器械与神经的安全距离应大于 3mm，在神经附近操作时可以使用湿纱布条保护神经以降低热传导损伤的风险。将下极血管分支"裸化"后，使用超声刀凝断，凝固效果更好、更加安全，否则在解剖不清的情况下可能增加 RLN 损伤的机会。应避免由于夹持组织过多而导致凝断时能量器械的工作时间较长，相应的局部温度增高，导致神经热损伤情况的发生。

3. 处理入喉

应耐心处理 RLN 入喉处，动作轻柔。首先将甲状腺上极"裸化"处理后，再进行神经入喉处的组织解剖。建议处理甲状腺上极过程中保留上极背侧与旁腺交叉血管暂不离断（图 10-6）。这样不仅可以最大限度地避免处理甲状腺上极过程中对喉返神经入喉处的损伤，也可以对上甲状旁腺的原位保留起到积极的作用。离断甲状腺上极后，将甲状腺上极向内下方牵拉，自下而上游离喉返神经至入喉处（图 10-7），采用"精细化被膜解剖技术"分束离断入喉处甲状腺被膜，原位保留上甲状旁腺的同时，显露神经入喉点。此处可用小块盐水湿纱布将神经轻轻向背侧推开，然后用能量器械逐步离断甲状腺悬韧带。肉眼可见 RLN 后，将刺激电流强度调为 1.0mA，使定位范围更精准。解剖喉返神经的过程中推荐连续监测，实时比较信号变化，判断神经是否存在进行性损伤。若突然出现肌电图峰值减弱 50% 以上或消失，须先暂停凝切，查看 RLN 是否出现钳夹、过度牵拉或者热损伤的情况，以避免永久性损伤。

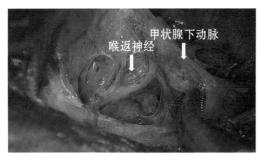

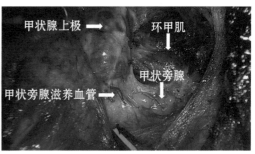

图 10-5　经腋窝侧后方入路显示 RLN 与甲状腺下
动脉的毗邻关系

图 10-6　显露 RLN 前保留甲状腺上极血管后支

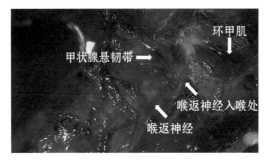

图 10-7　向上及对侧牵拉甲状腺悬韧带并显露 RLN 入喉点

10.2.2　喉上神经外支的保护

无充气腋窝入路腔镜 / 机器人甲状腺手术中，因拉钩上极空间暴露充分及高清腔镜的术野放大功能，EBSLN 的肉眼识别和显露较开放手术方便。处理甲状腺上极时，建议术者通过牵拉动作扩大精细操作时的术野范围及"裸化"处理上极血管，减少 EBSLN 损伤的发生风险。术中 EBSLN 保护的要点包括以下几方面。

1. 钝性分离

在甲状腺上极和环甲肌之间的无血管间隙中，紧贴上极腺体真被膜进行钝性解剖，可清楚显露胸骨甲状肌-喉三角。多数情况下，轻柔向下外侧牵拉甲状腺上极，即可显露 EBSLN（图 10-8）；上极较高时，可分离肩胛舌骨肌上缘与颈内静脉之间的三角空间，有助于甲状腺上极血管的处理和 EBSLN 的定位显露。若使用 IONM，以 2.0mA 电流在胸骨甲状肌-喉三角进行初步定位，沿肌电反应最强的区域进行精细定位。若定位发现神经位置较高，可不常规显露；若神经位置较低，建议解剖显露。解剖甲状腺上极和环甲肌间隙时，保护环甲肌和咽下缩肌对于术中 EBSLN 的保护是非常重要的，既保证高音发声的"靶器官"不受损伤，又减少走行于咽下缩肌表面的 EBSLN 受到损伤的概率。

2. 分束结扎

EBSLN 通常平行于甲状腺上动脉下行，因此必须紧贴甲状腺上极被膜操作，骨骼化分支处理甲状腺上极血管（图 10-9）。处理甲状腺上极血管前，以 1.0mA 电流探测神经诱发环甲肌震颤。离断甲状腺上极时，实时监测 EBSLN 显露部分的最近端，若突然出现肌电图峰值减弱或消失，须先暂停凝切，查看 EBSLN 是否出现钳夹、过度牵拉或者热损伤的情况，以避免永久性损伤。应用超声刀处理上极血管时，功能刀头须远离环甲肌和 EBSLN，并向腺体侧做旋转动作，有助于避免 EBSLN 的热损伤。离断甲状腺上极血管后，以 1.0mA 电流复测 EBSLN 显露部的最近端，诱发环甲肌震颤，再次确认神经信号完好。

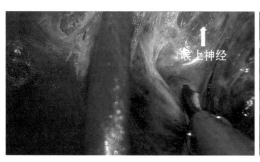 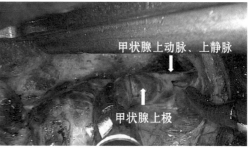

图 10-8　经腋窝侧后方入路显露甲状腺上极处的 EBSLN　图 10-9　经腋窝侧后方入路骨骼化分支处理甲状腺上极血管

3. 区域保护

由于约 20% 的 EBSLN 走行于咽下缩肌的深面筋膜下或肌肉内，无法在直视下识别，可选择区域保护。区域保护法是采用"规避策略"的传统保护方法，即在游离甲状腺上极时，先钝性分离环甲间隙这一相对无血管区。EBSLN 在此处进入环甲肌前通常位于咽下缩肌表面，且平行于甲状腺上极血管。因此，主张在处理甲状腺上极血管时应紧贴甲状腺被膜逐支分离、离断血管，注意不可盲目钳夹出血组织，操作轻柔，分离细致，即可在很大程度上避免损伤 EBSLN。对于无法显露的 EBSLN，再次使用 2.0mA 电流进行超阈值探测 EBSLN 的走行区域。环甲肌震颤或阳性神经信号均可提示 EBSLN 功能完整。

（石臣磊　高文超）

参考文献

贺青卿，朱见，王丹. 机器人甲状腺及甲状旁腺手术中神经电生理监测临床操作专家共识（2019版）. 中国实用外科杂志，2019，39（12）：1248-1253.

李志辉，朱精强，魏涛，等. 甲状旁腺在人体中的分布特点及临床意义（附50例解剖研究报告）. 中国普外基础与临床杂志，2008，5（15）：311-313.

石臣磊，侯超越，石铁锋，等. 经腋窝无充气腔镜甲状腺癌根治术手术效果及与BMI关系分析. 中国实用外科杂志，2022，42（8）：85-91.

孙辉，刘晓莉. 甲状腺手术中喉返神经和喉上神经的保护. 中国实用外科杂志，2012，32（5）：356-359.

孙辉，田文. 甲状腺及甲状旁腺术中喉上神经外支保护与监测专家共识（2017版）. 中国实用外科杂志，2017，37（11）：1243-1249.

郑传铭，徐加杰，蒋烈浩，等. 无充气腋窝入路完全腔镜下甲状腺叶切除的方法——葛-郑氏七步法. 中国普通外科杂志，2019，28（11）：1336-1341.

中国抗癌协会甲状腺癌专业委员会，中华医学会肿瘤学分会甲状腺肿瘤专业委员会，中国研究型医院学会甲状腺疾病专业委员会，等. 无充气腋窝入路腔镜甲状腺手术专家共识（2022版）. 中华内分泌外科杂志，2021，15（6）：557-563.

朱精强，田文，苏安平. 甲状腺围手术期甲状旁腺功能保护指南（2018版）. 中国实用外科杂志，2018，38（10）：1108-1113.

朱精强，汪洵理，魏涛，等. 纳米碳甲状旁腺负显影辨认保护技术在甲状腺癌手术中的应用. 中国普外基础与临床杂志，2013，20（9）：992-994.

AHMED N，AURANGZEB M，MUSLIM M，et al. Routine parathyroid autotransplantation during total thyroidectomy: a procedure with predictable outcome. J Pak Med Assoc，2013，63（2）：190-193.

CAVALLARO G，IORIO O，CENTANNI M，et al. Parathyroid reimplantation with PR-FaST technique in unselected patients during thyroidectomy: a case series with long term follow up confirming graft vitality and parathormone production. Int J Surg，2017，39：202-205.

CHO J N，PARK W S，MIN S Y. Predictors and risk factors of hypoparathyroidism after total thyroidectomy. Int J Surg，2016，34：47-52.

COHEN M S，DILLEY W G，WELLS S A，et al. Long-term functionality of cryopreserved parathyroid autografts: a 13-year prospective analysis. Surgery，2005，138（6）：1033-1040.

EDAFE O，ANTAKIA R，LASKAR N，et al. Systematic review and meta-analysis of predictors of post-thyroidectomy hypocalcemia. Br J Surg，2014，101（4）：307-320.

GAO B，TIAN W，JIANG Y，et al. Application of carbon nanoparticles for parathyroid protection in reoperation of thyroid diseases. Int J Clin Exp Med，2015，8（12）：22254-22261.

GUERRERO M A. Cryopreservation of parathyroid glands. Int J Endocrinol, 2010: 829540.

HENRY J F, GRAMATICA L, DENIZOT A, et al. Morbidity of prophylactic lymph node dissection in the central neck area in patients with papillary thyroid carcinoma. Langenbeck's Archives of Surgery, 1998, 383 (2): 167-169.

IRKORUCU O, TASCILAR O, CAKMAK G K, et al. Inadvertent parathyroidectomy and temporary hypocalcemia: an adverse natural outcome or a true complication during thyroidectomy? Endocr Regul, 2007, 41 (4): 143-148

ITO Y, TOMODA C, URUNO T, et al. Clinical significance of metastasis to the central compartment from papillary microcarcinoma of the thyroid. World Journal of Surgery, 2006, 30 (1): 91-99.

JULIÁN M T, BALIBREA J M, GRANADA M L, et al. Intact parathyroid hormone measurement at 24 hours after thyroid surgery as predictor of parathyroid function at long term. Am J Surg, 2013, 206 (5): 783-789.

KURILOFF D B, KIZHNER V. Parathyroid gland preservation and selective autotransplantation utilizing topical lidocaine in total thyroidectomy. Laryngoscope, 2010, 120 (7): 1342-1344.

PAEK S H, LEE Y M, MIN S Y, et al. Risk factors of hypoparathyroidism following total thyroidectomy for thyroid cancer. World J Surg, 2013, 37 (1): 94-101.

PROMBERGER R, OTT J, KOBER F, et al. Intra- and postoperative parathyroid hormone- kinetics do not advocate for autotransplantation of discolored parathyroid glands during thyroidectomy. Thyroid, 2010, 20 (12): 1371-1375.

SPARTALIS E, NTOKOS G, GEORGIOU K, et al. Intraoperative Indocyanine Green (ICG) angiography for the identification of the parathyroid glands: current evidence and future perspectives. In Vivo, 2020, 34 (1): 23-32.

SYWAK M, CORNFORD L, ROACH P, et al. Routine ipsilateral level VI lymphadenectomy reduces postoperative thyroglobulin levels in papillary thyroid cancer. Surgery, 2006, 140 (6): 1000-1005.

TAN C C, CHEAH W K, TAN C T, et al. Intramuscular injection of parathyroid autografts is a viable option after total parathyroidectomy. World J Surg, 2010, 34 (6): 1332-1336.

WEI T, LI Z, JIN J, et al. Autotransplantation of inferior parathyroid glands during central neck dissection for papillary thyroid carcinoma: a retrospective cohort study. Int J Surg, 2014, 12 (12): 1286-1290.

ZHOU H Y, HE J C, MCHENRY C R. Inadvertent parathyroidectomy: incidence, risk factors, and outcomes. J Surg Res, 2016, 5 (1): 70-75.

ZHAO W J, LUO H, ZHOU Y M, et al. Preoperative ultrasound-guided carbon nanoparticles localization for metastatic lymph nodes in papillary thyroid carcinoma during reoperation: a retrospective cohort study. Medicine (Baltimore), 2017, 96 (10): e6285.

第 11 章　本术式的并发症与处理

本术式在国内逐渐被应用广泛，相关技术和器械经国内学者的不断改良与发展，显示突出的美容优势和良好的颈部功能保护。许多研究显示，在选择合适病例的前提下，本术式安全可行，其术后并发症与开放手术并无差异。尽管如此，同其他远距离甲状腺手术一样，本术式的技术挑战性高于开放手术，并发症的潜在发生率尤其在学习曲线期间可能更高。有研究显示，与经验丰富的手术医师相比，经验不足的手术医师产生并发症的发生率明显要高，但一般经历过 20~30 例远距离甲状腺手术后，手术时间和并发症与有经验的医师相比并无差别。腋窝入路腔镜甲状腺手术的并发症分为两类：一类是腔镜特有的并发症，这主要与空间建立和维持有关；另一类为与开放手术相同的常规并发症。本章节主要在总结文献报道的基础上，结合本中心的经验，系统介绍本术式的并发症及其处理方法，重点介绍本术式同开放手术在并发症防治方面的不同之处。

11.1 出　血

本术式的出血包括术中出血及术后出血。术后出血多发生在术后 12h 内，分为手术空间出血和甲状腺创面出血，术后侧颈部和胸壁局限性血肿可通过压迫与冷敷控制，血肿可逐渐被吸收，但切忌在颈前区压迫止血。如果出血且须再次手术者，首选腔镜下止血。本术式出血可沿隧道向锁骨区域和侧胸壁分流，一般不会压迫气道，但若出现呼吸困难，甚至窒息危及生命时，应紧急采用颈部切开减压、探查止血。

11.1.1 颈外静脉

颈外静脉是颈部浅静脉最大的一支，通常由下颌后静脉的后支和耳后静脉等在下颌角附近汇合而成，经胸锁乳突肌的浅面斜向后下，至该肌后缘，在锁骨中点上方约 2.5cm 穿过深筋膜而注入锁骨下静脉或颈内静脉。在本术式的建腔过程中，越过锁骨显露胸锁乳突肌时，注意保护其后缘的颈外静脉，一般紧贴胸锁乳突肌分离，可避免损伤。因建腔从胸锁乳突肌锁骨头和胸骨头之间进入颈前肌区，颈外静脉主干通常不需要离断。术中出现颈外静脉损伤，一般可用超声刀移行凝闭止血或缝扎，如出现破口或断端回缩，需分离显露后再确切止血（图 11-1）。术后如出现颈外静脉出血，往往形成较大范围的血肿，锁骨上窝肿胀明显并向胸壁蔓延，但较少压迫气管而引起呼吸困难，一般在腔镜下清除血肿和止血。

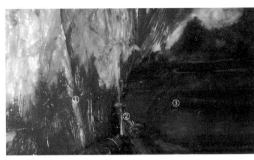
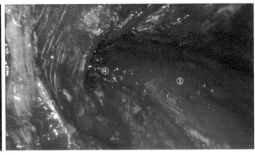

a　　　　　　　　　　　　　　　　　　　　　b

图 11-1　颈外静脉的出血及处理。a 止血前；b 止血后。①锁骨上神经；②颈外静脉（出血）；③胸锁乳突肌锁骨头；④颈外静脉（缝扎后）

11.1.2　颈前静脉

　　颈前静脉起自颏下部，沿正中线两侧下降，进入胸骨上间隙内，呈直角转向外侧，经胸锁乳突肌深面，注入颈内静脉，偶有注入锁骨下静脉或无名静脉者。建腔时，分离胸锁乳突肌胸骨头和颈前肌间隙时注意保护颈前静脉，尤其在颈前肌下端的颈前静脉转向外侧，部分位置较高，容易受损伤。对于术中颈前静脉损伤，一般可用超声刀凝闭止血；对于术后出血，一般在腔镜下清除血肿和止血。

11.1.3　颈内静脉

　　颈内静脉是颈部最粗大的静脉干，全程均被胸锁乳突肌覆盖，在颈动脉鞘内下行，位于颈动脉的外侧或前外侧，与锁骨下静脉汇合成头臂静脉。本术式因侧方入路，建腔时需越过颈鞘区而进入甲状腺区，因此，保护颈内静脉至关重要，也是操作的难点之一。肩胛舌骨肌是手术中重要的解剖标志，颈内静脉一般位于肩胛舌骨肌中间腱深面，分离肩胛舌骨肌与颈前带状肌交角时需仔细识别深面颈内静脉，将超声刀工作面远离颈内静脉，分离其与颈前肌之间的间隙。经验不足的医师或甲状腺较大的情况下，也可切断肩胛舌骨肌，有利于更好地显露颈内静脉。术中一旦出现颈内静脉出血，应该根据损伤的程度决定处理方式，如果破口较小或其分支出血，则在腔镜下缝合修补，用吸引器吸出积血，用分离钳迅速轻轻钳夹破口，用无损伤血管缝线 8 字缝合（图11-2）。如破口较大，可用长血管钳经腋窝切口直视下钳夹出血点后再行缝扎，或者用Homelock 临时夹闭合血管，吸引干净创面后进行静脉管壁的缝合修复，可行连续缝合，缝合修复后建议取出 Homelock，既可检测缝合是否牢固，又可避免术后触摸颈部时有异物感，一般不需要中转开放手术。但如果出血汹涌，腔镜下难以控制，应当机立断对颈部开放止血。颈内静脉出血在术中一般可及时被发现，如术后有颈内静脉出血，根据情况在腔镜下或开放止血。

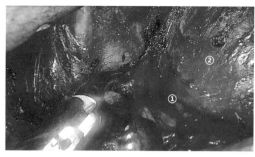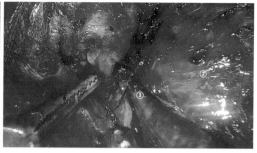

a   b

图 11-2　颈内静脉的出血及处理。a 止血前；b 止血后。①颈内静脉（出血）；②甲状腺；③颈内静脉（缝扎后）

11.1.4 甲状腺区血管

甲状腺区血管的出血风险及处理与传统的开放手术基本一致。鉴于甲状腺周围血管网丰富，较易出血，术中解剖清晰，操作轻柔是防止出血的关键。此外，以超声刀、LigaSure 等为代表的能量器械凝血功能可靠，并兼具抓持、分离、切割等功能，操作方便，因此，目前，本术式可全程采用超声刀操作。手术中应注意正确、合理使用超声刀。对于较小的血管（直径 < 3mm），可直接用低功率挡位凝闭切断；对于较大的血管（直径 >3mm），应"适当裸化，完整咬合"，采用"移行凝闭法"，必要时也可采用血管夹，再行切断。术中出血时，用吸引器控制出血，用分离钳夹住出血点，保护好周围神经等重要结构后，再用超声刀凝闭，避免盲目直接凝闭。术后，甲状腺区的血管出血，一般在腔镜下清除血肿和止血，紧急情况下需行颈部开放止血。

11.2 神经损伤

11.2.1 锁骨上神经

颈丛浅支分为枕小神经、耳大神经、颈横神经、锁骨上神经四大分支。腋窝入路腔镜甲状腺手术主要容易损伤锁骨上神经。颈横神经向下走向的分支也可能受损伤。锁骨上神经发自颈第 3、4 神经，其为皮神经，从胸锁乳突肌后缘 1/2 处中斜角肌前方发出，即分出内中外三支，进入颈后三角，位于深浅筋膜之间，依次穿过颈筋膜浅层和颈阔肌下部，向远端越过锁骨前面，支配肩部、胸上部、颈下部的感觉。锁骨上神经损伤的临床症状主要表现为颈肩部疼痛、酸沉等不适感，同时也可表现为患侧的感觉异常，主要为神经分布区域内的感觉过敏或减退等。腋窝入路腔镜甲状腺手术中，可利用锁骨上神经逐渐浅出的解剖特点，采用"规避法"保护：①锁骨上区皮瓣的分离范围合适，尤其避免分离到胸锁乳突肌后缘中份水平。②锁骨上区皮瓣分离层次合适，锁骨上神经在锁骨上区于颈阔肌深面呈扇形向下展开，并在锁骨上方穿出颈阔肌，因此分离皮瓣时，应"宁深勿浅"，紧贴胸锁乳突肌表面分离。③分离皮瓣时始终注意利用悬吊拉钩保持合适的张力，直视下分离，辨认可能出现的神经纤维，避免损伤。同时也应避免张力过大而造成牵引器对神经的牵拉损伤。④尽量避免出血，尤其是该区域的颈外静脉出血。一旦出血，术野清晰度受影响，止血时容易切断神经或产生热损伤（图 11-3）。

11.2.2　颈袢神经

颈袢，又名舌下神经袢，由第 1~3 颈神经前支的分支构成。第 1 颈神经前支的部分纤维随舌下神经走行，在颈动脉三角内分离，称为舌下神经降支，沿颈内动脉及颈总动脉浅面下行，又名颈袢上根。第 2、3 颈神经前支的纤维，经过颈丛联合，发出降支，称为颈袢下根，沿颈内静脉浅面下行。上、下两根在肩胛舌骨肌中间腱上缘，适平环状软骨弓水平处，在颈动脉鞘浅面合成颈袢。颈袢发肌支支配肩胛舌骨肌上腹、胸骨舌骨肌、胸骨甲状肌及肩胛舌骨肌下腹，损伤颈袢神经对颈前肌功能有不同程度的影响，从而影响患者的吞咽功能。在本术式中，因颈袢神经主干走行于颈鞘内，对其进行保护并不难，但颈袢神经发出至舌骨下肌群的肌支保留并不容易，部分肌支横跨颈鞘和颈前肌之间，阻挡视野，需要仔细、耐心地解剖进而予以保护（图 11-4）。

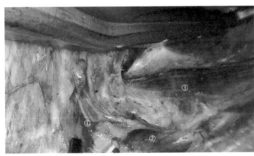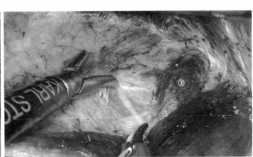

图 11-3　锁骨上神经的保护。①锁骨上神经；②颈外静脉；③胸锁乳突肌锁骨头

图 11-4　颈袢神经的保护。①颈袢神经肌支；②肩胛舌骨肌；③颈内静脉

11.2.3　喉返神经

喉返神经损伤是甲状腺手术最常见的并发症之一。研究显示，甲状腺手术喉返神经的损伤率为 0.3%~18.9%。单侧喉返神经损伤引起的声音嘶哑及双侧喉返神经损伤引起的呼吸不畅，甚至窒息等，都会给患者的生活造成极大的影响。有 meta 分析显示，与开放的甲状腺切除术相比，颈外入路甲状腺切除术后喉返神经麻痹的发生率在统计学上没有显著差异，但暂时性的喉返神经的麻痹率较高，这可能与术者的经验、能量器械的热损伤有关。对于甲状腺良性肿瘤，可根据肿瘤的位置情况，决定喉返神经是否暴露或暴露的程度，避免不必要的分离，减少损伤的概率。而对于甲状腺癌，因需要行中央区淋巴结清扫，必须全程显露喉返神经。

腋窝入路腔镜甲状腺手术具有从侧后方入路的视角特点，提供了良好的视野，再加上腔镜的放大功能，因此，本术式在暴露喉返神经方面具有天然的优势。但喉返神经的损伤更多的是牵拉伤和热损伤。因此，在分离喉返神经时，建议采用精细分离钳，动作轻柔的同时注意能量器械使用的技巧，避免热损伤。尽管能量器械存在安全距离，但其侧向热传导因受到激发的强度、持续的时间、与重要组织结构的距离的不同而不同。手术时，对于喉返神经周围组织的操作，须注意在凝切处局部保持干燥，同时建议分次凝切，尽量缩短凝切的时间并保持安全的距离，降低能量器械传导到神经表面的热量。喉返神经入喉区域是处理难点，此处需耐心操作，动作轻柔，可用被盐水润湿的小纱布将神经轻轻向背侧推开，有充分的安全距离后，采用超声刀逐步离断甲状腺悬韧带。如不能保证安全距离，甲状腺近全切除也是可接受的手术方式，前提是近入喉口处无肿瘤。

在本术式中，还可利用悬吊拉钩将甲状腺一并向上牵引，代替助手牵拉的作用，有利于喉返神经的分离。离断喉返神经目前较少发生，常出现在喉不返神经变异、多条神经干等情况。在腔镜甲状腺手术中，我们推荐有条件的单位常规采用IONM技术，特别是对于经验不够丰富的外科医师。

11.2.4 喉上神经

喉上神经起自迷走神经近第2颈椎水平的结状神经节，下行约2cm到达舌骨大角水平面，分成内支和外支。喉上神经内支（internal branch of superior laryngeal nerve，IBSLN）主要含一般的内脏感觉纤维，分布于声带以上区域的黏膜，亦有小部分运动纤维分布于杓肌。在舌骨大角下与喉上动脉伴行，与喉上动脉共同穿过甲状舌骨膜入喉。喉上神经外支（external branch of superior laryngeal nerve，EBSLN）主要含特殊的内脏运动纤维，主要支配咽下缩肌和环甲肌运动，维持声带张力，亦有感觉神经纤维分布在声门下区。IBSLN损伤所致的呛咳的临床症状往往比较明显，所幸的是这种症状多在数周内因代偿而消失，而且内支损伤一般只发生在甲状腺上极过高或甲状腺肿瘤巨大者，临床上较少发生。与甲状腺手术相关的，更多的是外支损伤。文献报道，EBSLN损伤的发生率为5%~28%，其中，Cernea 2A和2B型（相对1型）、Friedman 1型的损伤风险较大。EBSLN受损主要导致环甲肌麻痹，其临床症状体征轻微且多变，常被医师误诊为麻醉和手术后的咽喉部水肿、咽喉炎、气管炎等。单侧EBSLN损伤时，患侧声带张力减低，发声时可出现音调降低、音域变窄、嗓音低沉无力、最大发音时间缩短、无法高声言语或呼喊等音质改变。双侧EBSLN损伤时，其音色、音质的改变更为明显。

由于EBSLN外上至内下的走形特点，本术式侧方入路的特点辅以腔镜的放大功能，在喉上神经外支的显露上具有优势。游离上极时，将甲状腺向外下牵引，此时可采用分离钳紧贴腺体侧钝性分离甲状腺上极和环甲肌之间的无血管间隙，充分显露胸骨甲状肌-喉三角。多数情况下，在此区域可显露EBSLN，然后直视下保护EBSLN，离断上极血管（图11-5）。由于约20%的EBSLN走行

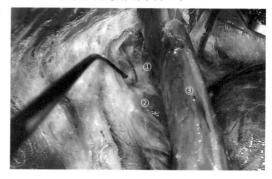

图11-5　喉上神经外支的保护。①喉上神经外支；②甲状腺上极；③肩胛舌骨肌

于咽下缩肌的深面筋膜下或肌肉内，无法直视下识别，可紧贴被膜操作，骨骼化处理

上极血管，在用神经监测探针确认无神经纤维后，用超声刀分束凝断上极血管。离断上极血管时，超声刀工作面注意远离环甲肌和咽下缩肌，避免损伤喉上神经的"靶器官"。如果已用IONM时，参照《甲状腺及甲状旁腺术中喉上神经外支保护与监测专家共识（2017版）》，执行标准化监测步骤。

11.2.5 臂丛神经

短暂性臂丛神经损伤曾在腋窝入路机器人手术中被报道过。机器人经腋窝入路甲状腺手术时采用的体位一般是将患侧上肢上举过头并固定上肢，长时间的手术容易造成臂丛神经的损伤。所以，术中需注意保持正确的手臂和肩膀的位置，避免上肢过度外展，并进行妥善固定。目前，国内采用我们中心改良后的患侧上肢自然外展 60°~90°体位，很好地避免了因体位而导致的臂丛神经损伤。

11.3 皮肤、肌肉损伤

同其他的颈外入路甲状腺手术一样，建腔区域皮瓣和肌肉损伤是腋窝腔镜的特有并发症。特别需要强调的是经腋窝入路非常完美地保护了颈前区功能（颈前区美观、颈前区皮肤的感觉和颈前的运动功能），避免了颈前疤痕、麻木感和吞咽时颈部前皮肤与气管的联动。

11.3.1 皮肤损伤

皮肤损伤是初学者常遇到的问题，主要因为皮瓣分离过浅，造成皮肤瘀斑、热损伤，甚至穿孔坏死。分离皮瓣时应注意层次，侧胸壁沿胸大肌筋膜浅面分离，颈部在胸锁乳突肌表面分离，并及时进入胸锁乳突肌胸骨头深面，初学者宜坚持"宁深勿浅"的原则。锁骨隆起区域是本术式最易损伤的部位。此处的皮瓣较薄。此处分离皮瓣时注意层次，贴近锁骨，避免分离过浅，越过锁骨后，应及时"下坡"寻找胸锁乳突肌。术后皮肤有瘀斑、轻度热损伤，一般于 2~3 周自行消退，无需特殊处理。对于较小的破损，可予以缝合。如果局部皮肤坏死后需术后换药，行二期缝合。

11.3.2 肌肉损伤

本术式在建腔过程中，先后涉及胸大肌、胸锁乳突肌、肩胛舌骨肌、胸骨甲状肌、胸骨舌骨肌等，因此，手术中注意保护肌肉，避免或减轻对其的损伤。操作要点是循自然间隙建腔，避免过度牵拉，暴露出合适的操作空间即可。

在建腔的第一阶段（从腋窝切口至锁骨上缘水平），注意在胸大肌筋膜浅面分离皮瓣，有利于保护胸大肌，减轻粘连和损伤。在建腔的第二阶段（胸锁乳突肌胸骨头－锁骨头肌间区）主要保护胸锁乳突肌。胸锁乳突肌损伤在本术式中相对常见，主要原因在于未能准确识别胸锁乳突肌两头之间的间隙，造成肌纤维损伤和出血。此时，注意拉钩切勿过度牵拉胸锁乳突肌胸骨头。在建腔的第三阶段（颈前肌区域），主要保护肩胛舌骨肌、胸骨甲状肌、胸骨舌骨肌，关键在于准确识别胸骨甲状肌与甲状腺之间的自然间隙，初学者容易误入胸骨舌骨肌和胸骨甲状肌之间的间隙，造成不必要的损伤。术后肌肉损伤常出现局部肿胀、疼痛、牵拉感，严重者可有活动障碍，一般无需特殊处理，视损伤程度逐渐恢复（图 11-6）。

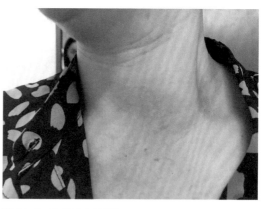

图 11-6　胸锁乳突肌损伤

11.3.3 颈前功能保护

"侧方入路"是腋窝入路的主要特点。因此，需要精细的手术操作尽量减轻对侧颈部结构和功能的影响（如锁骨上神经、胸锁乳突肌、颈袢神经等）。但"侧方入路"颈前区无需分离皮瓣，颈部分离皮瓣仅需暴露部分的胸锁乳突肌胸骨头即可，这可能有利于保护颈部功能（图 11-7）。术后的吞咽功能障碍也是甲状腺癌患者术后常见的主诉，可表现为吞咽不适、异物感、疼痛和吞咽困难等症状，大部分程度较轻且可恢复，但仍有部分患者的症状长时间持续。甲状腺术后吞咽障碍的机制较复杂，主要认为与喉、喉咽、上段食管、颈部肌肉功能

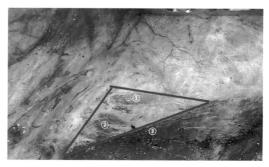

图 11-7　锁骨上区皮瓣分离范围的示意图。①胸锁乳突肌胸骨头；②胸锁乳突肌锁骨头；③锁骨

受损有关。研究认为，喉上神经和喉返神经都参与维持吞咽功能，其损伤可导致不同程度的吞咽障碍；但另一部分吞咽功能障碍患者无明确的喉神经损伤，相关原因尚不明确，可能与气管插管、手术瘢痕粘连、颈前带状肌群损伤以及支配上消化呼吸道的细小神经损伤相关。

我们在临床实践和初步的研究中发现，经验丰富的医师实施本术式时，患者吞咽不适的症状较轻，可能的原因如下。

（1）颈前无疤痕，颈前带状肌区域皮瓣无需分离，术后颈前肌与皮瓣无粘连，避免"吞咽联动"的效应。

（2）胸骨甲状肌外缘进入甲状腺区，手术结束后肌肉自然复位，无需缝合，双侧颈前带状肌仍为整体，协调性更好，而开放手术需缝合颈白线。

（3）开放手术为更好地显露上极血管或喉上神经，常需离断胸骨甲状肌近甲状软骨的部分肌束，由于喉上神经外上至内下的走行以及腔镜的放大功能，本术式在喉上神经外支的显露上较开放手术具有优势。

11.4　其他的并发症

11.4.1　切口裂开及切口瘢痕增生

腋窝处的皮肤张力较小，切口裂开罕见，一般在发生皮下积液感染的情况下，术

后上肢运动不受影响，但术后短期也应避免较大幅度的活动而导致切口牵拉裂开。

国外学者大多采用腋窝顶向内下方向纵切口。此切口虽有利于操作，但并不顺皮纹方向，术后疤痕较为明显。我们团队将手术切口改为内上至外下方向腋窝自然皱褶线切口。经过临床实践，腋窝自然皱褶线切口并不增加手术操作的难度，而切口更加隐蔽，瘢痕愈合后更加美观，很少导致瘢痕增生。

11.4.2 肿瘤种植

肿瘤种植是腔镜甲状腺手术中罕见但严重的并发症，将影响患者预后，应全力避免。同开放手术一样，严格遵循无瘤操作原则是预防肿瘤种植的关键。手术中动作轻柔，尽量避免挤压肿瘤，并遵循不接触整块切除的原则。尽管本术式完整取出标本非常便利，但仍要强调的是切除标本后必须将其装入标本袋，从腋窝切口完整取出。需要注意的是不仅恶性肿瘤能种植，甲状腺良性结节和正常的甲状腺滤泡细胞也是可种植的，因此，取出标本后常规运用温蒸馏水反复冲洗术腔。

11.4.3 术后感染

本术式的切口为 I 类切口。只要遵循无菌操作，一般来说，感染风险很低，但初学者的手术时间过长将增加感染风险。此外，引流不畅会导致积液，这是感染的重要的危险因素。一旦出现感染，应积极抗感染治疗。

11.4.4 气管损伤、食管损伤

气管损伤是腔镜甲状腺手术少见的并发症，但如果发现不及时或处理不当，将导致颈部严重感染，甚至气管大部坏死的可能。预防气管损伤的关键是准确暴露气管，直视下保护，在气管周围操作时，超声刀功能刀头应远离气管。甲状腺背侧、喉返神经近入喉口区域是较易损伤的部位，此处操作需谨慎（图 11-8）。术中发现气管损伤，如破口微小，可尝试腔镜下缝合，但更大可能需要中转开放手术。术后需要严密观察，保持引流通畅，如果出现引流浑浊、气道分泌物，需果断再次探查，切不可拖延，因为一旦气管瘘伴感染，气管可能出现较大范围的坏死，从而导致严重的后果。

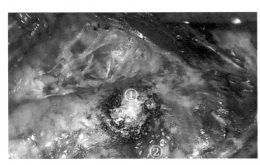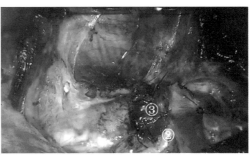

a　　　　　　　　　　　　　　　　　b

图 11-8　气管损伤及处理。a 修补前；b 修补后。①气管损伤（修补前）；②喉返神经；③气管损伤（修补后）

食管损伤更为少见，一般发生在术中将食管误认为甲状腺所致。本术式因采用头侧位，在明确为甲状腺癌的情况下，一般先行中央区淋巴结清扫术（利用拉钩和甲状

腺的牵拉，清扫更为方便）。此时，将食管向上牵拉，更加浅表，手术中需要仔细辨认食管，避免误伤（图11-9）。食管肌层的部分损伤，无需特殊处理，或对其加固缝合即可，如全层受损伤，视情况行腔镜下缝合，如损伤过大或腔镜下缝合困难，果断中转开放，术后需鼻饲饮食，并严密观察。

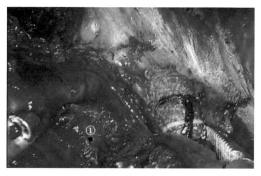

图 11-9　食管损伤

11.4.5 淋巴（乳糜）瘘

淋巴（乳糜）瘘常是由于胸导管、淋巴导管或其分支破裂所致，常发生于侧颈淋巴结清扫时，但中央区淋巴结清扫时也可发生。用超声刀无法凝闭淋巴管道时，需要进行腔镜下缝扎，在腔镜侧颈淋巴结清扫时，对静脉角处应缝扎或采用血管夹。术后引流量 < 500mL/d时，一般可采用低脂饮食、局部负压吸引并加压，必要时可禁食、给予全静脉营养。对于保守治疗无效或者引流量 > 500mL/d者，需再次手术缝扎。中央区淋巴结清扫导致的淋巴瘘，大多程度较轻，经保守治疗后可愈合。

11.4.6 CO_2 相关并发症

因为本术式采用专用设备进行机械悬吊的方式建腔，无需充入CO_2气体，避免了CO_2可能导致的高碳酸血症、皮下气肿、气栓等风险。

（王佳峰　蒋烈浩　谭　卓）

参考文献

胡康，孙素红，郑传铭，等 . 改良无充气腋窝入路腔镜甲状（旁）腺手术 40 例分析 . 中国普通外科杂志，2019，28（11）：1437–1440.

徐加杰，张李卓，张启弘，等 . 无充气经腋窝腔镜甲状腺手术的临床应用 . 中华耳鼻咽喉头颈外科杂志，2020，55（10）：913–920.

郑传铭，毛晓春，王佳峰，等 . 无充气腋窝入路完全腔镜下甲状腺癌根治术的初期体会 . 中国肿瘤临床，2018，45（1）：27–32.

郑传铭，徐加杰，葛明华，等 . 无充气腋窝入路完全腔镜下甲状腺腺叶切除的方法——葛–郑氏七步法 . 中国普通外科杂志，2019，28（11）：1336–1341.

BAN E J，YOO J Y，KIM W W，et al. Surgical complications after robotic thyroidectomy for thyroid carcinoma: a single center experience with 3000 patients. Surg Endosc，2014，28（9）：2555–2563.

BERBER E，BERNET V，FAHEY T R，et al. American thyroid association statement on remote–access thyroid surgery. Thyroid，2016，26（3）：331–337.

SCERRINO G，TUDISCA C，BONVENTRE S，et al. Swallowing disorders after thyroidectomy: What we know and where we are: a systematic review. Int J Surg，2017，41（1）：S94–S102.

TAE K，JI Y B，CHO S H，et al. Initial experience with a gasless unilateral axillo–breast or axillary approach endoscopic thyroidectomy for papillary thyroid microcarcinoma: comparison with conventional open thyroidectomy. Surg Laparosc Endosc Percutan Tech，2011，21（3）：162–169.

TAE K，JI Y B，SONG C M，et al. Robotic and endoscopic thyroid surgery: evolution and advances. Clin Exp Otorhinolaryngol，2019，12（1）：1–11.

YOON J H，PARK C H，CHUNG W Y. Gasless endoscopic thyroidectomy via an axillary approach: experience of 30 cases. Surg Laparosc Endosc Percutan Tech，2006，16（4）：226–231.

第12章 本术式的患者护理

甲状腺癌是内分泌系统最常见的恶性肿瘤。近年来，其发病率呈全球激增的趋势，日益受关注。甲状腺乳头状癌为最常见的病理类型，治疗方式首选外科手术。随着腔镜技术的逐渐成熟，临床学者们开创性地将腔镜技术应用于甲状腺手术，其入路也经历变化，由以往的颈部、锁骨等过渡到经腋下、经腋乳、经乳晕、经口腔等多种入路。其中，本术式经腋窝自然皱褶美容切口，利用颈部肌肉自然间隙建腔，在颈前区无需分离皮瓣，术后颈前区功能得到完美保护，术后颈部无任何瘢痕，满足患者对切口美容的期望，是一种可行、安全、美观的腔镜手术术式。随着人们健康观念意识的增强，患者在满足规范化治疗的同时，愈发注重自身的生存质量，为患者提供基于循证的优质护理服务，是当代护士面临的巨大挑战。

12.1 术前护理

12.1.1 心理护理

本术式是一项新技术。患者及其家属对疾病及术式缺乏正确的认知，对手术流程的陌生及疾病预后的担忧等，会产生不同程度的恐惧心理，容易出现术前焦虑、抑郁等情绪，不利于病情恢复。护理人员需正确了解和评估患者患病后的情绪、心理变化状况，评估患者和其家属对甲状腺疾病的认知态度，对手术的接受程度及对术后康复知识的了解程度，为患者制定个体化的健康教育方案。通过纸质、视频材料等教育形式，以一对一、同伴教育、团体辅导、多学科合作等方式，告知患者甲状腺癌的有关知识，说明手术的必要性、手术的方法、术后恢复过程及预后情况。根据患者的情况，普及相关知识，介绍手术治疗的远期效果、手术医师的工作经验及手术技巧等，运用回馈法准确反馈患者在接受健康教育过程中存在的问题，从而进行再教育，以消除其顾虑和恐惧，有效地提高患者的自信心，降低自身的负面情绪带来的应激损伤，提高手术的耐受状态。

12.1.2 完善术前准备

术前需评估患者的心肺功能、肝肾功能，评估肿块的大小、性质、活动度及与周围组织有无粘连，配合医师完成术前检查，如血常规＋血型、凝血功能、血生化、甲状腺功能＋甲状腺过氧化物酶抗体、甲状旁腺素、降钙素、肿瘤标志物、传染病四项，以及胸部X线检查、心电图、颈部超声、增强CT、喉镜检查等。另外，对存在心脑血管风险、静脉血栓风险的患者，术前应重点评估及干预，以降低手术风险。

12.1.3 术前饮食指导

甲状腺手术的患者术前出现营养不良的相关报道较少，但少数患者术前因其他疾病可能导致营养不良情况的出现。营养状况对术后患者并发症的发生率和病死率有着重要的影响。对存在营养风险或营养不良患者进行有效的筛查及评估。对于术前存在营养不良的患者，指导患者进食高热量、高蛋白、高维生素的食物，以提高对手术的耐受力。

对于无胃排空障碍的患者，术前应 6h 禁食，2h 禁饮。术前给予碳水化合物负荷，可改善代谢状况，增加术后肝糖原储存及降低术后胰岛素抵抗，缓解饥渴感及焦虑。碳水化合物的剂型可分为单糖类和复杂糖类两类。单糖类多为 10% 或 5% 葡萄糖；复杂糖类为麦芽糊精、葡萄糖、果糖等混合物。目前，国内常用的方法为术前 10h 给予患者饮用 800mL，术前 2h 继续饮用 400mL；也可选择术前 10h 饮用 400mL，术前 2h 继续饮用 200mL 或只在术前 2h 饮用 400mL。此项措施需根据患者个体的基础情况，与麻醉医师进行沟通协作，尽可能缩短术前禁食、禁饮的时间。

12.1.4 体位综合征预防

本术式术前无需强化体位训练，可通过术中体位保护来预防甲状腺手术体位综合征的发生。研究证实，甲状腺手术体位综合征的发生与术前规范的体位训练无相关性。对椎动脉血流动力学指标的监测证实，术前不进行体位训练，而术中采取 U 型枕承托患者颈下等体位保护的方法，可减少手术体位综合征的发生。

12.1.5 皮肤准备

术前评估腋窝及胸壁有无伤口、有无红肿等局部感染的情况。观察肢体的活动度。术前 1 日晚洗浴或擦浴，需去除同侧腋毛，在手术侧腋窝应用电推刀将毛发推至 1cm 左右，再用医用脱毛剂涂抹在毛发根部，作用 5~20min 后，用纱布擦去脱掉的毛和脱毛剂，最后用温水清洗干净。注意，脱毛操作时动作要平稳、轻柔，避免损伤局部皮肤。不推荐使用一次性剃须刀，小儿手术患者慎用脱毛剂。擦拭时注意手术侧上肢外展，充分暴露腋窝自然皱褶。

12.1.6 呼吸道管理

术前应戒烟、戒酒至少 2 周以上，有条件者以 4 周为宜。对存在呼吸道高危因素的患者，术前可在药物干预基础上指导患者进行呼吸训练等，预防肺部并发症。对于气管狭窄、术前声带麻痹的患者，应早期评估其气道阻力，制定个体化治疗方案。对合并肺部并发症等因素的高危患者，应积极进行干预，指导患者进行咳嗽训练，以及腹式呼吸、缩唇呼吸等呼吸训练，每日 3 次，每次 10~20min，有助于降低术后肺部并发症的发生率，提高患者的肺功能及对手术的耐受性，缩短住院时间。

12.1.7 围手术期低体温管理

手术前采用围手术期低体温风险概率评分表（Predictors 评分）进行评估。对于有低体温风险的患者，加强围手术期的低体温管理，采取保温、加温措施，预防低体温的发生，如核心温度 < 36℃，应积极采取主动加温措施。麻醉诱导前至少给予 15min 预加温，可使用加温毯等设备；术中减少术野暴露，采取被动保温和主动保温措施；如术中静脉输液 > 2000mL/h 时，应使用液体加温装置；术中、术后麻醉恢复期及返回病房后均应监测并记录体温，指导患者和其家属继续做好体温保护，如盖毛毯、增加衣物及升高房间温度等。当患者体温<36℃时，应立即采用主动加温措施，建议采用加温毯。其他措施包括使用输液加温设备、吸入暖湿氧气等，在复温期间需每隔30min监测一次体温，直至恢复正常。

12.2 术后护理

12.2.1 全麻术后护理

密切关注患者的神志、面色、生命体征，及时发现病情变化。患者麻醉清醒后其生命体征平稳时可取半卧位，有利于呼吸和伤口引流。术后24h内减少颈部的剧烈活动，同时保持颈部水平位，防止后仰或前屈过度，头部勿用力转动，勿用力咳嗽，减少出血；变更体位时用手扶持头部，减轻疼痛。关注患者的恶心呕吐的症状，对存在术后恶心呕吐危险因素的患者，可采用药物及非药物联合干预的方式进行防治。常用的药物有5-HT$_3$受体拮抗剂、皮质激素类药物、抗胆碱药、抗组胺药等；非药物干预有经皮电刺激、电针、针刺和穴位按压等，常用的穴位是内关和足三里。

12.2.2 呼吸道管理

保持呼吸道通畅，呕吐时头偏于一侧，及时清除口腔内的呕吐物，防止误吸。对呼吸道分泌物多的患者，则需鼓励并协助患者进行有效咳嗽、咳痰，遵医嘱给予氧气雾化吸入，稀释痰液，湿化气道，从而有利于痰的咳出。同时，指导患者及其家属咳嗽时保护伤口的方法：用手掌呈V字型手势压迫按压伤口，以减轻伤口的张力。

12.2.3 切口护理

术后观察腋窝切口有无红肿、渗血、渗液的情况，保持伤口敷料清洁。如有明显的渗液或者汗液，及时换药。观察颈部、胸前与术侧腋窝处的皮肤及上臂围的变化，患者主诉胸前、颈部胀痛感及压迫感时，应警惕局部出血的可能。观察颈部、胸前及腋窝皮肤的创伤情况。皮肤红肿、皮肤瘀斑、皮下及切口感染、脂肪液化等是该术式特有的并发症，与手术分离皮瓣创立手术空间、损伤皮下组织及小血管有关。瘀血吸收可引起颈胸前区局部皮肤出现淡黄色的瘀斑。皮肤红肿、瘀斑一般可自行吸收，严重者可以进行微波理疗及热敷对症治疗。术后胸带加压包扎，以促进手术分离皮瓣的恢复，减少皮下积液，胸带松紧适宜。

12.2.4 引流管护理

妥善固定引流管，保持引流管通畅，避免引流管的扭曲、折叠、受压、阻塞。术后伤口引流接负压高真空引流瓶或者硅胶负压引流球，以清除手术分离腔隙内的积液。负压保持在90kPa~95kPa，使创面间和切口间贴合更加紧密，促进创面和切口的愈合。告知患者和其家属带管翻身、下床活动的注意事项，防止管道意外滑脱。密切观察引流液的颜色、性质及量，记录24h引流液的量，发现异常后及时处理。

12.2.5　术后疼痛的管理

腋窝腔镜手术需要在患者的腋窝做切口，在胸锁关节及颈前分离皮瓣，因此，胸前及腋窝疼痛较传统手术明显。术后常规评估患者的切口疼痛、咽部吞咽时的刺痛情况，遵医嘱使用静脉镇痛药、患者自控镇痛等多模式充分镇痛，减少患者的应激反应，降低焦虑的情绪。

12.2.6　术后饮食

全身麻醉术后清醒且生命体征平稳的患者早期可少量饮水，在护士的协助下饮温凉开水 20~30mL。观察患者有无呛咳的情况。少量饮水可缓解其饮水需求，又可减轻咽痛及咽喉黏膜红肿的程度。患者不存在呛咳及恶心呕吐等症状时，可进食温凉流质，温度以 20~35℃为宜，后逐渐过渡到半流质、软食及普食，注意饮食宜营养丰富。推荐每日摄入的热量为 25~30kcal/kg，蛋白质为 2.0g/kg。术后存在低钙血症的患者应进食高钙低磷的食物，食物中钙磷比例为 2：1，减少菌类、坚果等含磷高的食物，增加牛奶、豆制品等含钙高的食物。对于术后存在乳糜瘘且引流量 < 200mL/d 的患者，建议低脂饮食或无脂饮食，口服中链甘油三酯；对于引流量 200~500mL/d 的患者，遵医嘱禁食，并给予静脉营养治疗；引流量 > 500mL/d 时可考虑手术治疗。

12.2.7　术后早期活动

早期活动可促进呼吸、胃肠及骨骼肌肉等多系统功能恢复，有利于预防肺部感染、压力性损伤及下肢深静脉血栓的形成。术后，患者清醒后，应指导其进行床上翻身及腿部屈伸运动，以促进血液循环，预防下肢深静脉血栓的形成。手术后第 1 天开始早期下床活动，至少为 2h，之后每日的活动时间至少为 4~6h。若活动过程中出现心律不齐、心率 < 40 次 /min 或 > 140 次 /min、收缩压 < 90mmHg 或 > 180mmHg、SpO_2 < 94%、呼吸频率 > 35 次 /min、患者有大汗淋漓或主诉劳累等情况时，应立即停止活动。

12.2.8　术后功能锻炼

早期进行颈部功能锻炼可使伤口愈合的纤维组织在形成过程中保持局部组织上下滑动，避免与周围组织的粘连。中后期锻炼可以减少组织挛缩。术后早期应为患者制定个体化的颈部功能锻炼方案并指导有效实施。术后第 1 天，如无不适症状，应以循序渐进的方式开始进行颈部功能锻炼（图 12-1）。具体动作包括：放松肩膀和颈部、向下看、脸部左右转动、头部左右倾斜、颈部"米"字型活动、转动肩膀、缓慢抬高及放低双手，每个动作重复 5~10 次，每日

图 12-1　颈部功能锻炼的视频二维码

3 次。术后 1 周应避免同侧上肢过度外展，术后 1 个月内避免剧烈的扩胸运动。当伤口愈合之后，逐渐加大上肢的运动量和强度，循序渐进，预防胸前壁粘连硬化和肌肉萎缩。颈淋巴结清扫术的患者术后应先以头部转动为主，术后 1 周开始增加手臂外展及前举运动，术后 1 个月至术后 3 个月进行肩关节、颈部组合训练。若患者存在颈椎张力障碍或神经病变，应由医师及康复师对患者进行全面的神经—肌肉—骨骼管理及指

导，以保障患者的安全。

12.2.9 术后并发症的观察和护理

（1）呼吸困难、窒息：是最危急的并发症，多发生于术后48h内。常见的原因有出血、血肿压迫气管，由手术创伤、气管插管引起的喉头水肿、痰液堵塞、气管塌陷、双侧喉返神经损伤等。表现为呼吸困难伴有喉鸣音、烦躁、发绀，甚至窒息。术后应密切观察患者的病情变化，观察颈部有无肿胀、切口有无渗出等情况来判断有无出血，保持呼吸道通畅，观察患者呼吸的节律、频率及血氧饱和度。患者清醒后在病情许可时取半卧位，遵医嘱给予雾化吸入、静脉给予激素类药物等治疗。对于由气管塌陷所致的呼吸困难，则应立即行气管切开。

（2）喉返神经损伤：一侧喉返神经损伤引起声音嘶哑，双侧喉返神经损伤引起失音、严重的呼吸困难，需要考虑气管切开。神经损伤后可应用针灸、理疗、促进神经修复的药物等。嘱患者避免说过多的话，多饮水以保持喉咙湿润，避免过多地清嗓子而损伤声带，并帮助患者做发声练习，一般6个月内发声可好转。而永久性损伤可由健侧代偿，但仍不能恢复原有音色。

（3）喉上神经损伤：喉上神经外支损伤时，可出现声调降低；喉上神经内支损伤时，可出现饮水呛咳。发生后，指导患者抬头进餐、低头吞咽的姿势，或食用米粉、藕粉、蔬菜泥、香蕉、发糕等黏稠或半固体食物，即可缓解呛咳现象，并口服营养神经的药物，少说话，多休息，过一段时间即可恢复。

（4）甲状旁腺功能低下：因术中误伤甲状旁腺或结扎供应甲状旁腺血管，致使甲状旁腺素的生成不足、钙盐沉积、血钙下降，而引起甲状旁腺功能低下，可引起血钙降低，出现颜面、口周及手足麻木，严重者可出现手足抽搐，甚至呼吸肌麻痹而引起窒息。一般术后常规监测钙、镁、磷、甲状旁腺素及降钙素等指标。密切观察患者的病情变化，注意面部、唇周和手足部有无针刺与麻木感或强直感，有无手足抽搐。按医嘱静脉或口服补钙，适当限制蛋类、奶类、鱼类等高磷食物。抽搐发生时立即予10%葡萄糖酸钙10mL加入糖水中缓慢注射。甲状旁腺多为暂时性损伤，一般在3~6个月内逐渐恢复。

12.3 指导居家护理

（1）出院后指导患者正确面对疾病，保持心情愉快、心态平和；养成良好的生活习惯，注意休息，避免劳累。

（2）保持腋窝处的伤口清洁干燥，出现局部红、肿、热、痛等情况时应及时就诊。

（3）平衡膳食，忌辛辣刺激性食物，应选择含丰富维生素、蛋白质的饮食，以增强体质。对于甲状旁腺功能低下的患者，指导其坚持遵医嘱服用钙剂，定时监测血钙的情况，同时应限制蛋类、乳类、肉类食物的摄入，以免影响钙的吸收。

（4）坚持颈部功能锻炼，至少持续至术后3个月，出院后1个月内避免剧烈的胸部运动。

（5）遵医嘱服药，坚持服用甲状腺素制剂。左甲状腺素钠片于早餐前半小时用温水送服，服药半小时内不宜进食及服用其他药物。服药期间与硫糖铝、多铁复合物、碳酸钙D_3合用，至少间隔 2h；考来烯胺会抑制本药的吸收，需间隔 4~5h。用药期间，避免服用葡萄柚汁，与大豆、牛奶等高钙食物间隔 4h，以免影响药物吸收。服药期间，出现心动过速、心悸、多汗等症状时，应及时就诊。用药期间需定时监测甲状腺激素的水平。甲状腺素制剂的半衰期大约为 1 周，若患者忘记服药，也不会影响体内的药物浓度，不需要补服，次日继续按照往常的剂量空腹服用即可。

（6）随访术后可采用医护一体化的随访模式为患者制订个体化的随访计划，指导其定期进行门诊复查。随访的内容包括饮食、用药、伤口、并发症等居家指导及术后甲状腺功能的测定、颈部的超声检查等，甲状腺癌术后 4~6 周应进行第 1 次甲状腺功能的测定，待甲状腺功能达到理想的平衡点时可遵医嘱酌情延长随访的间隔，3~6 个月复查 1 次，如有不适，应随时复查；术后首次的颈部的超声检查的时间建议为：高危患者为术后 3 个月，中低危患者为术后 6 个月，如发现可疑的病灶，检查的间隔可酌情缩短。

（金艾香　张　琼）

参考文献

高明，葛明华. 甲状腺外科ERAS中国专家共识（2018版）. 中国肿瘤，2019，28（1）：26-38.

高明，葛明华. 甲状腺肿瘤学. 北京：人民卫生出版社，2018.

洪舟，余立. 无充气经腋窝入路腔镜下甲状腺癌根治术的护理效果. 中外医学研究，2020，18（20）：90-92.

石学银，俞卫锋. 促进术后康复的麻醉管理专家共识. 中华麻醉学杂志，2015，35（2）：141-148.

王会敏. 无充气单切口腋窝入路腔镜下甲状腺手术的围手术期护理体会. 当代护士（中旬刊），2020，27（8）：45-47.

翁艳翎，陈晓侠，宋文静，等. 甲状腺癌术后患者生活质量的研究进展. 护理研究，2022，36（9）：1616-1619.

赵静，王欣，徐晓霞，等. 甲状腺癌加速康复外科围手术期护理专家共识. 护理研究，2022，36（1）：1-7.

郑传铭，毛晓春，王佳峰，等. 无充气腋窝入路完全腔镜下甲状腺癌根治术效果初步评价初期体会. 中国肿瘤临床，2018，45（1）：27-32.

郑传铭，徐加杰，王佳峰，等. 无充气腋窝入路腔镜甲状腺手术的进展与展望. 中国普外基础与临床杂志，2021，28（10）：1266-1269.

褚彦香，熊欢，郭敏，等. 甲状腺全麻术后体位综合征的预防性护理干预. 护理学杂志，2016，31（22）：25-26

SUNG E S, JI Y B, SONG C M, et al. Robotic thyroidectomy: comparison of a postauricular facelift approach with a gasless unilateral axillary approach. Otolaryngology—Head and Neck Surgery: Official Journal of American Academy of Otolaryngology-Head and Neck Surgery, 2016, 1541（6）：997-1004.

2017 年，葛明华教授、郑传铭教授团队在国内开展的无充气腋窝入路腔镜甲状腺手术基础上进行术式改良，提出利用颈部肌肉自然间隙建腔的理念，通过创新设计腋窝自然皮纹美容切口，形成成熟的改良版的"无充气腋窝入路腔镜甲状腺手术"。目前，该术式已在全国范围内得到广泛的推广，获得越来越多的外科医生以及甲状腺患者的认可，同时也对手术专科化配合提出了更高的要求。笔者所在的医院与葛明华教授、郑传铭教授团队长期配合，经过几年的磨合，现将手术护理配合与手术室管理的经验汇总如下。

13.1 术前管理

13.1.1 术前访视

术前 1 日，手术室护士携带手术患者的术前访视宣教单至病房，与患者面对面宣教。了解患者的年龄、职业、文化程度、精神状态、生命体征、特殊用药、药物过敏史、既往史及各项的检查结果，评估患者的心理、生理、疾病状况，倾听患者及其家属的问题，告知手术流程、体位摆放、手术的优势及注意事项，减轻患者紧张焦虑等的情绪，使患者在最佳的身心状态下接受手术。

13.1.2 物品准备

13.1.2.1 仪器设备及手术间的空间布局

手术所需的仪器设备有：腔镜机组、喉返神经监测仪、超声刀、电刀、负压吸引装置。建议手术间的空间布局如下：将喉返神经监测仪放置于患者头端以便于术者读取数据，将腔镜机组放置于患者健侧且靠近术区，将电刀、超声刀以及 2 套负压吸引装置依据手术间的陈设摆放，不影响术者的操作即可。主刀医生、第一助手以及器械护士均位于患侧（图 13-1）。

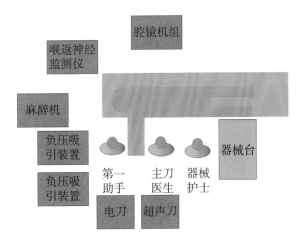

图 13-1　仪器设备及手术空间布局

13.1.2.2 器械准备

要准备的器械有甲状腺包、腔镜甲状腺包（经腋窝）（图 13-2）、腔镜甲状腺拉钩（图 13-3）。腔镜甲状腺包内共有 6 件器械，分别为腔镜分离钳、腔镜精细分离钳、腔镜无损伤抓钳、腔镜剪刀、腔镜吸引器、5mm金属Trocar 1套。腔镜吸引器的头端带侧孔，可避免使用过程中负压较大而导致神经损伤。腔镜甲状腺拉钩为葛明华教授、郑传铭教授团队经过临床的反复实践，自主研发的甲状腺手术空间维持设备，由L型支撑架（1个）、底座（1个）、提吊调节器（1个）、手持拉钩（2个）、标准提吊拉钩（3个）组成。其中，2个标准提吊拉钩弯头的朝向不同，分别用于左侧或右侧的甲状腺手术，见图13-4。

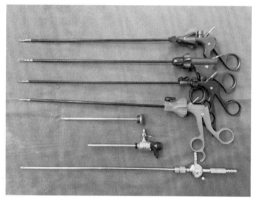

图 13-2　腔镜甲状腺包（经腋窝）

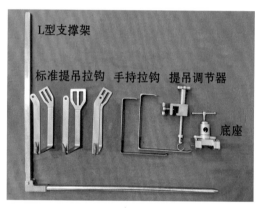

图 13-3　腔镜甲状腺拉钩

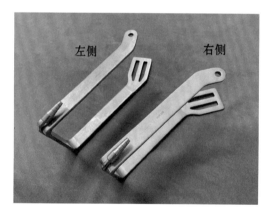

图 13-4　标准提吊拉钩

13.1.2.3 特殊物品的准备

要准备的特殊物品有超声刀头（长）、30°10mm腹腔镜镜头、喉返神经监测气管插管（备）、喉返神经刺激探针（备）。

13.1.2.4 一次性物品

一次性物品有11#刀片、23#刀片、电刀（长）、2-0丝线、7×17三角针、吸引器皮管（2根）、无菌护套（3副）、50mL注射器、纱垫、显影纱布、显影小纱卷、4-0可吸收缝线、5-0可吸收缝线、负压引流瓶、灭菌手套（4副）。

13.2　术中管理

13.2.1　体位管理

13.2.1.1　体位支具

体位支具（图 13-5、图 13-6）有肩垫、颈垫、头圈、沙袋、托手架。

13.2.1.2　体位摆放

患者全麻后，在患者的眼部贴透明薄膜贴使其自然闭合，摆放颈仰卧位：按需抬高患者的肩背部，在患者的肩下置肩垫（平肩峰）、颈下置颈垫以防止颈部悬空，在患者的头部置头圈或两侧置沙袋固定并稍偏向健侧。将患侧上肢置于托手架上，外展 60°~90°（避免过度外展），并使用合适的体位支具（图 13-7），使患侧上肢与躯干处于同一高度。图 13-7 中所示的支具为笔者自行设计的腋窝腔镜甲状腺手术的上肢体位垫，可与托手架充分固定。凹槽的设计使手不易下滑，同时遵循远心端肢体略高于近心端肢体的体位安置原则，取用方便，耗时短。将健侧上肢用布单固定于身体一侧。

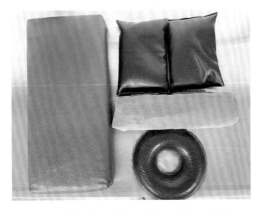
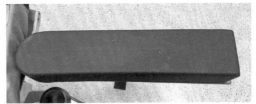

图 13-5　体位支具（肩垫、颈垫、头圈、沙袋）　　图 13-6　体位支具（托手架）

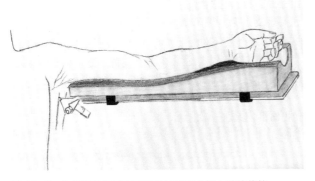

图 13-7　自行设计的腋窝腔镜甲状腺手术的上肢体位垫

13.2.2　体温管理

研究显示，对手术患者积极采取保温措施以实施预保温，能有效降低围手术期低体温的发生率。全麻时间 ≥ 1h 的手术患者需在预保温的基础上采用综合保温的措施，包括设置手术间的室温 21~25℃，对冲洗液、静脉输注液体加温，减少不必要的暴露，以及采取充气加温系统等保温设备对浅表大血管进行保温。

13.2.3 本术式下的甲状腺腺叶切除术的手术配合

本术式下的甲状腺腺叶切除手术切除甲状腺腺体的原则和范围与开放的甲状腺手术基本一致。良性疾病可行甲状腺腺叶部分切除或者次全切除。恶性肿瘤需行甲状腺腺叶或甲状腺全切除及中央区淋巴结清扫术。以甲状腺腺叶切除为例，手术步骤及配合见表 13-1。

表 13-1 甲状腺腺叶切除手术的步骤及配合

手术步骤	器械护士配合	巡回护士配合
1. 麻醉前，三方核查		与手术医生、麻醉医生实施三方核查
2. 全麻后安置体位		如使用喉返神经监测插管，安置体位后术者将刺激电极置入患者胸骨下或健侧上臂皮下并固定，将各电极导线与界面盒连接并测试通过
3. 常规消毒、铺巾	递消毒物品，协助铺巾	连接电刀、吸引器、超声刀、腔镜系统以及喉返神经监测仪
4. 手术安全核查	参与手术安全核查	与主刀医生、麻醉医生共同实施手术安全核查
5. 于腋窝自然褶皱处做一长约 4cm 的切口，切开皮肤、皮下及脂肪层，沿胸大肌筋膜表面分离皮瓣至锁骨上缘水平	递聚维酮碘棉球再次消毒，递 23# 刀片以切开皮肤，用干显影纱布拭血。递甲状腺拉钩以牵开皮瓣，递小弯血管钳，游离至深部时递手持拉钩、中弯血管钳	将手术床调节至合适的高度，根据手术进展，实时调整无影灯的位置
6. 用腔镜甲状腺拉钩悬吊皮瓣，在主切口下方约 3~4cm，于腋前线与乳房外上缘交叉处做一 5mm 辅助孔	递腔镜甲状腺拉钩底座给巡回护士。递 L 型支撑架、提吊调节器、标准提吊拉钩悬吊皮瓣，递 11# 刀片做 5mm 切口，递 5mm Trocar，递 7×17 三角针及 2-0 丝线固定皮瓣	将拉钩底座安装于患者健侧的床栏，中心孔与患者的肩平齐。协助安装 L 支撑架于拉钩底座上，妥善固定。固定 Trocar 后将手术床降至最低
7. 分离胸锁乳突肌胸骨头 – 锁骨头肌间区、胸骨甲状肌及甲状腺被膜自然间隙	递腔镜无损伤钳、腔镜分离钳、超声刀分离	
8. 识别并保护喉返神经，分离显露甲状腺下极血管并离断	递腔镜分离钳、腔镜精细分离钳、神经刺激探针、超声刀	将喉返神经监测仪电流调至 2.0mA
9. 喉上神经、甲状腺上极血管处理：分离显露甲状腺上极血管，探测喉上神经信号，若无信号，凝闭离断甲状腺上极血管	递腔镜精细分离钳分离，递喉返神经刺激探针探测喉上神经，递超声刀离断甲状腺上极血管	将喉返神经监测仪电流调至 2.0mA

续表

手术步骤	器械护士配合	巡回护士配合
10. 识别并保留上甲状旁腺，处理甲状腺中静脉	递腔镜分离钳、腔镜精细分离钳、超声刀。术中如有甲状旁腺离体，储存于 0~4℃ 的 0.9% 生理盐水中	提供 0~4℃ 的 0.9% 生理盐水
11. 离断峡部，完成甲状腺腺叶及峡部切除，取出标本，送术中冰冻	递超声刀，递取物袋取出标本，核对标本名称，及时交巡回护士送检	与主刀医生、器械护士确认标本名称并及时送检术中冰冻
12. 冲洗术腔，放置负压引流瓶并固定	递温蒸馏水冲洗，递负压引流瓶并固定	及时提供温蒸馏水、负压引流瓶
13. 关闭术腔，逐层缝合皮下、皮肤	与巡回护士共同清点手术物品，用 4-0 可吸收缝线缝合皮下组织，用 5-0 可吸收缝线皮内缝合	与器械护士共同清点手术物品，撤离腔镜设备
14. 离室前，三方核查		与主刀医生、麻醉医生实施三方核查。关注冰冻报告并将结果及时汇报给主刀医生

13.3 术后管理

手术结束后，协助医生包扎医用固定绷带（图 13-8），做好引流管标识，并注意观察引流管液体的颜色、量。如短时间内引流管中出现大量的鲜红液体，需及时报告医生并处理。转运前，携带患者的病历及物品，确保患者转运安全。与麻醉复苏室护士面对面交接。可根据手术患者交接单逐项交接。重点的交接内容有患者的身份、意识、生命体征、皮肤、管道、使用药物、手术名称、术中的特殊情况等。

将手术中使用的仪器设备关机后妥善放置，清洁擦拭，做好使用登记。定位放置，专人管理。工程师定期维护。

手术间根据《医院洁净手术部建筑技术规范》处置。

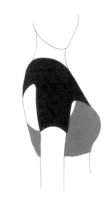

图 13-8　医用固定绷带

（徐　玲　洪　敏　张　琼）

参考文献

陈肖敏.手术室护理专科实践.北京：人民卫生出版社，2020.

陈肖敏，张琼，王华芬.临床护理技术规范手术室护理.杭州：浙江大学出版社，2022.

郭莉.手术室护理实践指南.北京：人民卫生出版社，2021.

国家麻醉专业质量控制中心.围手术期患者低体温防治专家共识（2017）.协和医学杂志，2017，8（6）：352-358.

医院洁净手术部建筑技术规范.[2024-04-25]. https://max.book118.com/html/2022/0429/50411233 32004221.shtm.

郑传铭，徐加杰，蒋烈浩，等.无充气腋窝入路完全腔镜甲状腺叶切除的方法——葛-郑氏七步法.中国普通外科杂志，2019，28（11）：1066-1071.

LINK T. Guidelines in practice：hypothermia prevention. Aorn J，2020，111（6）：653-666.

第 14 章　腔镜甲状腺手术的模拟训练课程

随着外科手术的快速发展，微创外科和机器人技术的发展改变了传统的外科开放手术的方式。其中，腔镜甲状腺因具备良好的美容效果，已在临床得到广泛应用，甲状腺外科的腔镜化手术已是大势所趋。然而，由于腔镜自由度小、灵活性低，术中失去触觉反馈及术野从三维转向二维，使得未涉及腔镜的初学者难以把握，学习曲线较长，而操作者的技术水平参差不齐以及较长的学习曲线，导致腔镜手术在开展的初期风险较高，难以入门。如何快速适应这种转换，是临床医生面临的难题。自 1999 年 Morre 医生成功实施首例机器人辅助腹腔镜前列腺切除术，机器人辅助腹腔镜技术在近 20 年来迅速发展。但机器人辅助腔镜技术由于其操作的特殊性，需要术者先充分学习如何使用手术机器人这一庞然大物，因此从某种程度上而言，机器人辅助腔镜手术技术比传统的腔镜技术更需要专业培训。

传统的腔镜教学以师带徒为主要的培训模式，培训时间长，在术中的腔镜实践教学方面，患者及带教老师均承担着极大的风险，而腔镜手术的深度感知、触觉反馈、固定支点与开放手术完全不同，因此，需要建立一种安全、有效、可行的腔镜手术培训方法。腹腔镜外科学基础为腹腔镜的技能提供了培训模式。这种模拟可以使外科医生在任何阶段的培训中受益，因为复杂的技能可以在安全的环境中练习而不影响患者的安全。研究表明，腹腔镜模拟训练课程通过系统的培训能有效提高腹腔镜的技能，降低错误率，在模拟环境下获得的技能可以有效地转移到真实的手术室中，提升手术的安全性。在目前的外科培训中，医生在参加腹腔镜手术之前需要具备基本的腔镜技术，这有利于缩短学习曲线并保障安全。腹腔镜模拟训练课程在国内外得到广泛报道，尤其是普外科、泌尿外科、妇科等。探索经验表明，对于腔镜手术，模拟训练是基础，动物实验是过渡，手术观摩是深化。手术观摩包括手术录像的学习及手术室模块化手术操作的培训。综合多方面的培训有助于腔镜手术的快速入门。目前，有多种腔镜模拟器，主要包括两种，分别为手术训练箱和虚拟现实类模拟器。手术训练箱提供了真实的触觉反馈，可培训初学者的腔镜的基本操作技能。而虚拟现实类模拟器不能提供良好的触觉反馈，对于初学者来说作用有限，但对于资深医师可通过虚拟现实类模拟器完成模拟手术。

在现代的腔镜手术培训中，强调的是理论知识、实践操作和刻意练习的综合。刻意练习在这一过程中扮演着至关重要的角色，它强调通过集中注意力、有目的地进行重复练习，结合专业的反馈和逐步增加的挑战来不断提高技能水平。这种培训模式不仅包括使用手术训练箱和虚拟现实类模拟器进行基本操作技能的训练，还涵盖了研究真实的手术案例、动物模型实验以及手术观摩等多种教学方法。这种全方位、多层次的教学策略不仅缩短了学习曲线，还确保了手术操作的安全性和精准性。随着腔镜甲状腺手术近年来的广泛开展，以及喉返神经、甲状旁腺等重要结构的保护需求的增加，对于腔镜的精细化操作的要求更高，但目前尚无标准的腔镜甲状腺手术的模拟训练课程。对此，通过既往经验、探索、查阅相关文献，结合认知负荷理论和刻意练习学习理论，我们总结设计出一套适用于本术式的模块化的腔镜模拟训练课程。整个课程除了理论培训外，模拟培训分为基础腔镜训练模块、基础模拟操作模块、高级模块（包括精细分离和高级能量模块、动物手术模块以及手术教学训练）等内容，具体如下。

14.1 课程一：基础腔镜训练模块

在腔镜甲状腺手术中，医生需要通过监视器观察手术区域，并同时操控手术器械。这一过程要求医生能够精准地解读屏幕上的二维图像，并将其转化为三维空间中的准确动作。腔镜手术要求医生在有限的空间内，通过长距离传递的工具进行精确的操作。这不仅需要优秀的手眼协调能力，还需要高度的精细运动控制。良好的手眼协调能力和精细运动能够显著提高手术的安全性和效率，减少手术时间，降低并发症的风险。

这类培训均在模拟训练箱内完成，通过该方法训练腔镜器械的基本使用操作，包括力度、方向感、空间感和准确性等。

14.1.1 夹持传递

通过抓持、传递、定位等动作要求，达到训练手眼配合、双手配合的目的。在模拟箱里使用抓钳将豆子从小盒子中抓起，与分离钳进行传递，之后将其放置到目标小盒子中（图14-1）。可左右手互换器械和顺序。

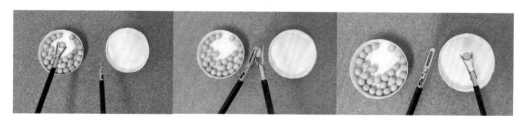

图 14-1　夹持传递

14.1.2 图形穿线

精细运动训练的主要目的是提高医生在手术过程中对微小、精确动作的控制能力。这包括稳定的手部运动、精确的器械操作以及在有限的视野下进行复杂任务的能力。我们通过图形穿线（图14-2）来训练精细运动，通过抓钳和分离钳的配合，将红线从铁环里穿过，调整不同的角度，最后将红线从5个铁环内穿过而形成五角星并打结。

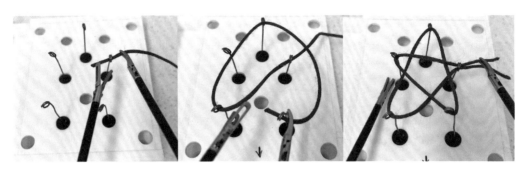

图 14-2　图形穿线

14.1.3　精确剪切

通过抓钳和剪刀，沿黑色线条将圆圈完整剪出（图 14-3）。

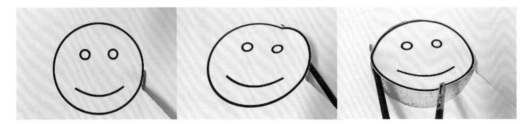

图 14-3　精确剪切

14.2　课程二：基础模拟操作模块

此项训练均在模拟训练箱内完成，为整个模拟训练的难点，需要重点练习。其中，端端缝合和侧孔缝合模拟腔镜甲状腺手术中的神经吻合及血管破口缝合。

14.2.1　打　结

将 1 根塑料软管固定到模拟器中，放置 1 根（10~15cm）缝线入模拟器，将线绕于软管上进行打结（图 14-4）。

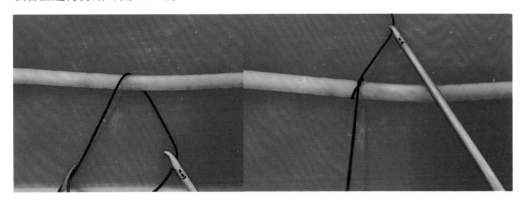

图 14-4　打结

14.2.2　持针运针 + 基础缝合

将缝针通过 Trocar 孔置入模拟器中，左手抓钳抓住缝针的前 1/3，右手持针器抓住缝线旋转至适合的角度，左手抓钳固定好缝线，右手持针器抓住针的后 1/3，即调针完毕。垂直于伤口进针，旋转持针器垂直出针，保留合适长度的线尾（图 14-5）。

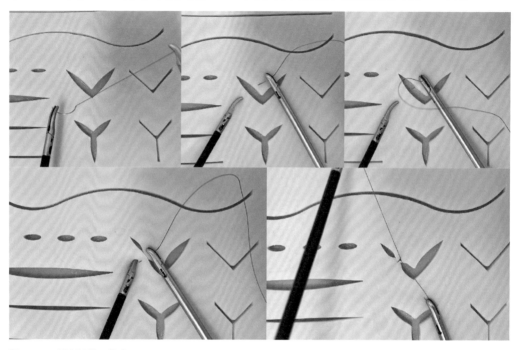

图 14-5　持针运针及缝合

14.2.3 定点缝合

在 1 根塑料软管上标记两排黑点，将缝针依次通过各点左右两方向进出（图 14-6）。

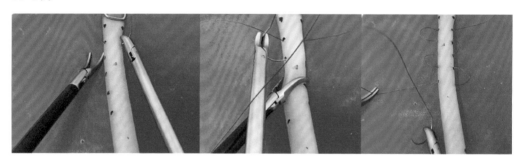

图 14-6　定点缝合

14.2.4 端端缝合

将 1 根橡皮筋截成两段，通过持针器和分离钳将两段进行对接缝合并打结（图 14-7）。

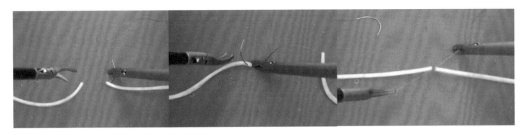

图 14-7　端端缝合

14.2.5　侧孔缝合

将 1 根乳胶管剪出 1 个侧孔，通过持针器和分离钳将侧孔进行缝合并打结，直至乳胶管内装的水不会从侧孔流出（图 14-8）。

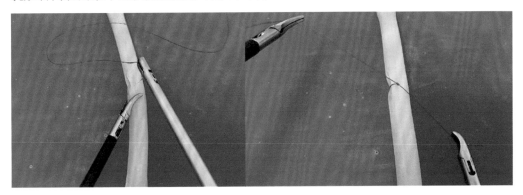

图 14-8　侧孔缝合

14.2.6　叠纸训练

通过 2 把分离钳，将一张 5cm×5cm 的正方形纸张叠成 1 个千纸鹤（图 14-9）。

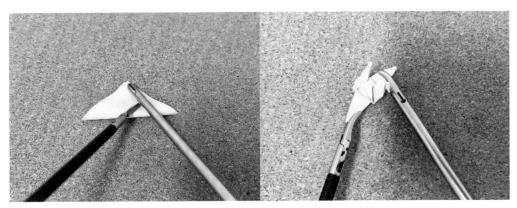

图 14-9　叠纸训练

14.3　课程三：高级模块

课程三主要包括超声刀的使用和动物手术模块，其中，超声刀的使用在模拟操作箱内完成。

14.3.1 超声刀的使用（动物模型）

（1）腔镜甲状腺手术过程中，超声刀的使用占绝大部分，因而掌握超声刀的使用技巧尤为重要。临床上，常用的超声刀方法主要为切割和凝闭，但超声刀的使用方法并不局限于这两种，这在临床上常被忽略。实践证明，掌握更多的、更全面的超声刀使用方法，有助于减少手术时间，使手术更顺利。

原理：超声刀主机输出高频电能，通过手柄的压电陶瓷转化为机械能，传达到刀头产生 55500Hz 的高频振动，其主要包括 3 个效应：①空化效应，使组织液中大量的微气泡（空化核）体积急剧膨胀、破裂，引起组织层面的分离，从而达到解剖分离的效果。②热效应。由于超声波频率高、能量大，在被介质吸收时，部分能量转化为热能，从而引起生物组织的温度升高。组织蛋白受机械振动产生的摩擦热量而发生氢键断裂、变性凝固，管腔被凝闭。③微声流效应。超声振动使被作用的组织变成均浆，切割升温时会使组织中的脂肪逸出。液化组织在刀头振动的作用下，可在刀头附近形成微声流。微声流伴生的切应力使组织细胞遭到破坏。超声刀主要分快挡（主切割，100% 位移）和慢挡（主凝闭，50% 位移）（图 14-10），其没有电流施加或通过人体，可安全凝闭 5mm 及以下的脉管。新版超声刀或可凝闭 7mm 及以下的脉管，可用于软组织，但不可用于骨组织。

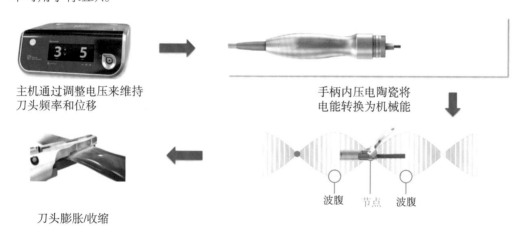

主机通过调整电压来维持
刀头频率和位移

手柄内压电陶瓷将
电能转换为机械能

波腹　节点　波腹

刀头膨胀/收缩

图 14-10　超声刀的工作原理

（2）方法

①切割（图 14-11a）：打开膜组织结构等。切割时，超声刀钳口处于完全关闭的状态，张力恒定，可适当牵拉，增加张力。组织位于钳口前端 2/3，使用快挡，离断后停止激发，切割的过程中有凝闭的效果。在此基础上，可进阶成推剪，使用钳口前 1/2 持续激发边推边剪。切的过程中避免满口钳夹。

②凝闭（图 14-11b）：主要用来凝闭脉管。凝闭时，超声刀钳口需处于完全关闭的状态，保持压力恒定，原位处理，减少组织张力。组织位于钳口的中间，使用慢挡，离断后立即停止激发。

③背切（图 14-11c）：主要用于做组织标记或切开薄层膜组织的结构。钳口处于张开的状态，牵拉组织来增加张力，将组织置于背切面下方并激发快挡，切开停止激发。此操作快捷简便，在分离薄层膜组织结构时可减少手术时间。在腋窝入路腔镜甲状腺手术中，其可用于胸大肌筋膜与皮下脂肪组织之间的游离。

④造口（图 14-11d）：通过在膜组织结构上造口来创造适合切割的平面，尤其适用于组织紧密难以分离的结构。钳口处于张开 / 微张的状态，适当牵拉以保持张力，将功能刀头紧贴组织并激发快挡，造口后立即停止激发或继续切割。此过程需注意整个功能刀头的接触面，避免误伤。在腋窝入路腔镜甲状腺手术中，其可用于带状肌外侧缘的游离。

⑤分离（图 14-11e）：主要用于打开膜结构，裸化组织、血管。主要是钝性分离，即在不激发的情况下钝性分离组织，将目标组织置于钳口前端进行推的动作，将组织置于侧面进行拨的动作以及将钳口关闭时使用前端进行戳的动作。其可有效分离血管、疏松系膜组织，从而使层次更清晰，减少手术器械的更换，减少手术时间。

⑥夹持（图 14-11f）：抓持组织翻转、固定、提拉等。用钳口抓住组织后，不进行能量激发，从而辅助操作，减少手术器械的更换。

⑦空泡分离（图 14-11g）：主要用于组织层面的分离，钳口处于张开的状态，将功能刀头紧贴组织并激发，形成空泡后停止激发。在腋窝入路腔镜甲状腺手术中，其可用于带状肌外侧缘的游离。

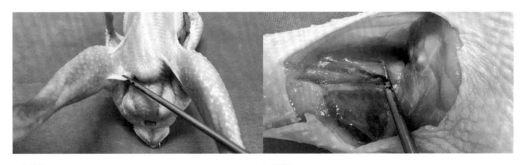

a 切割　　　　　　　　　　　　　　　　b 凝闭

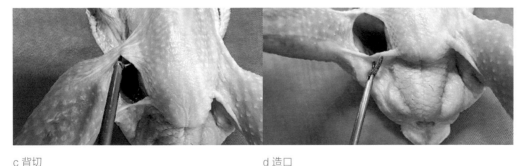

c 背切　　　　　　　　　　　　　　　　d 造口

图 14-11　超声刀的使用方法

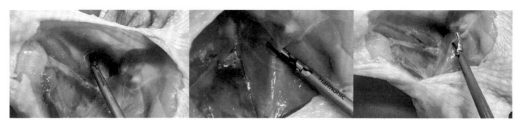

e 分离   f 夹持   g 空泡分离

图 14-11（续） 超声刀的使用方法

（3）动物模型（鸡）：使用超声刀及分离钳将鸡皮剥离（图 14-12），并游离出鸡腿根部的股动脉、静脉、神经。在整个过程中，培训超声刀的切割、凝闭、背切、造口、分离、夹持及空泡分离的技能。

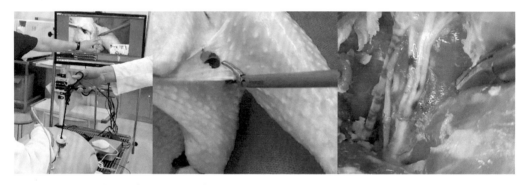

图 14-12 超声刀的使用（动物模型为鸡）

14.3.2 动物手术模块

腔镜模拟器对电器械的使用（如切割、电凝止血等）缺乏真实感，故与临床的实际操作尚有一些差距。因此，在熟练掌握基本的操作技术后，进行实验动物培训，条件好的情况下可提供与临床手术类似的真实环境，甚至可进行机器人动物实验。一般可采用家猪为实验动物（图 14-13），其体重在 40~60kg，对其行气管插管全身麻醉，采用仰卧固定于模拟手术台上，从而可开展电凝、电切、缝合、超声刀凝切，甚至甲状腺切除、甲状腺癌根治等操作。

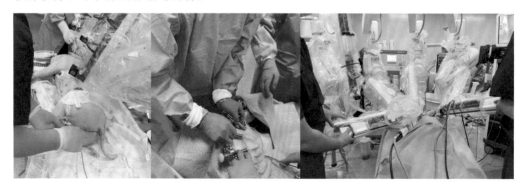

图 14-13 动物手术（猪）

除此之外，若有较好的腔镜培训条件，也可增加虚拟现实类模拟操作，对于手术技术的进一步提高有着很大的帮助，但美中不足的是虚拟现实类模拟器目前尚无甲状腺手术的模块。另外，目前，极少数医院甚至成立了机器人辅助腔镜手术培训中心，引入培训专用手术机器人，对机器人手术进行相关技能的训练和考核，这对于机器人辅助腔镜甲状腺手术的开展有着极大的帮助。

14.3.3　手术教学训练

手术观摩教学是腔镜手术培训的一个关键环节，它允许学习者直观地理解手术流程、技巧和决策过程。通过观察经验丰富的外科医生进行实际手术，学习者不仅能够获得宝贵的视觉经验，还能从中学习到专业知识和临床技巧。手术实践训练是腔镜手术培训的核心环节，它涉及将理论知识和观摩学习转化为实际的手术技能。

本课程设计在模拟腔镜培训的基础上，同期进行手术观摩有助于增强现实工具在腔镜显示器上进行实时操作（图14-14），帮助外科医生强化开展高级腔镜手术所需的关键技能，如缝合、解剖、手术专业知识、牵开和暴露，从而提高手术效果并降低并发症的发生率。这主要依赖于观看手术录像和手术室现场观摩手术。此外，结合手术操作实践训练有助于进一步加强腔镜操作。作为实际手术中的辅助操作，在资深医师

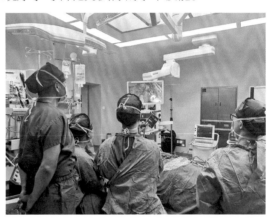

图 14-14　手术实操

的监督下，让学习者参与实际的手术操作。最初可能从执行较简单的任务开始，逐步承担更复杂的手术任务。分步骤操作训练，将复杂的手术操作分解为多个步骤，让学习者逐步掌握每个步骤，然后再将整个流程组合起来进行练习。参照葛-郑氏七步法，将本术式分成 7 个训练模块（步骤）和重复次数（表14-1），通过技能重复配合反馈和练习的刻意训练，达到腔镜甲状腺手术的学习目标。

表 14-1　本术式的手术训练的模块化方案

手术步骤	难度级别	重复训练次数
体位与切口设计	1	3
手术空间体系的构建	5	20
喉上神经上极血管的处理	4	10
上、下甲状旁腺的保留与处理	3	7
喉返神经的解剖与保护	3	7
离断甲状腺下极并显露气管	2	5
完整切除腺叶与峡部	2	5

总而言之，腋窝入路腔镜甲状腺手术培训（图 14-15）可以通过腔镜基本技能、高级腔镜手术操作模拟及临床实践等三部分联合培训，尽管腔镜模拟训练不可能真正代替腔镜的手术过程，但有助于临床医生早期掌握腔镜的基本技能，适应腔镜的二维界面，锻炼手眼协调的能力，尤其是对于腔镜基础技能要求更高的腔镜甲状腺手术，有利于缩短学习曲线，减少手术风险，更好地使腔镜甲状腺手术得到开展。

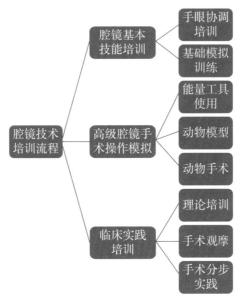

图 14-15　腋窝入路腔镜甲状腺手术的培训流程

（郭海巍　丁玲玲　景继勇）

参考文献

安家泽，叶青，陈迪，等.基于我国模拟腹腔镜手术技能培训的分析研究.中国医学教育技术，2020，34（5）：562-565.

LINDA P Z，SAMUEL R G F，ALLAN O，等.腹腔镜外科学基础认证项目简介及其对中国外科医师的意义.中华消化外科杂志，2014，13（9）：671-673.

辛诚，洪永刚，刘启志，等.腹腔镜外科技术训练方法的探讨.中华医学教育杂志，2019，39（1）：56-59.

ALLISON A V，AMELIA C G，NICHOLAS J P，et al. Randomized controlled trials：a systematic review of laparoscopic surgery and simulation-based training. Global J of Health Sci，2015，7（2）：310-327.

ANTONIOS E S，PANAGIOTIS M S，IFAISTION M P，et al. Transferability of simulation-based training in laparoscopic surgeries：a systematic review. Minimally Invasive Surgery，2020：5879485.

DIMITRIOS S，JAMES R K，ROBERT S.Comprehensive healthcare simulation：surgery and surgical subspecialties. Berlin：Springer，2019.

JOÃO V T，VITOR S C，WALTER A M，et al.The development of laparoscopic skills using virtual reality simulations：a systematic review. PloS One，2021，16（6）：e0252609.

YIASEMIDOU M，DESIQUEIRA J，TOMLINSON J，et al. "Take-home" box trainers are an effective alternative to virtual reality simulators. J of Surg Res，2017（213）：69-74.

附　录

附录一　手术视频

1. 无充气腋窝入路腔镜下右侧甲状腺癌根治术

2. 无充气腋窝入路腔镜下双侧甲状腺癌根治术

3. 无充气腋窝入路腔镜下左侧甲状腺颈侧区淋巴结清扫术

附录二　颈部功能锻炼操视频

附录三　《无充气腋窝入路腔镜甲状腺手术专家共识（2022版）》

以下为本书主编在期刊上发布的专家共识，以图片形式展示全文。

·专家共识·

无充气腋窝入路腔镜甲状腺手术专家共识（2022版）

中国抗癌协会甲状腺癌专业委员会
中华医学会肿瘤学分会甲状腺肿瘤专业委员会
中国研究型医院学会甲状腺疾病专业委员会
中国抗癌协会甲状腺癌专业委员会腔镜/智能机器人外科学组
通信作者:葛明华,浙江省人民医院(杭州医学院附属人民医院)头颈外科,耳鼻咽喉-头颈外科中心,浙江省内分泌腺体疾病诊治研究重点实验室　310014, Email: geminghg@163.com;郑传铭,浙江省人民医院(杭州医学院附属人民医院)头颈外科,耳鼻咽喉-头颈外科中心,浙江省内分泌腺体疾病诊治研究重点实验室　310014, Email:mingdoc@163.com

【摘要】　近年来,无充气腋窝入路腔镜甲状腺手术经过国内学者的不断创新发展,得到了国内广大甲状腺外科医生和患者认可,并迅速推广应用。为了更好地推动无充气腋窝入路腔镜甲状腺手术在我国的研究和应用,中国抗癌协会甲状腺癌专业委员会、中华医学会肿瘤学分会甲状腺肿瘤专业委员会和中国研究型医院学会甲状腺疾病专业委员会组织相关专家,结合最新相关文献和多个中心的临床经验,撰写此共识,旨在为我国无充气腋窝入路腔镜甲状腺手术的规范化实施提供指导与参考。
【关键词】　腔镜甲状腺手术；　腋窝入路；　无充气；　专家共识

基金项目:国家自然科学基金(81872170);浙江省重点研发计划(2021C03081)
DOI:115807-20211116-00349

Expert Consensus on Endoscopic Thyroidectomy by a Gasless Unilateral Axillary Approach (version 2022)
Chinese Association of Thyroid Oncology; Thyroid Tumor Committee of Oncology Branch of Chinese Medical Association; Thyroid Disease Professional Committee of Chinese Research Hospital Association; Endoscopy/Intelligent Robotic Surgery Group of Chinese Association of Thyroid Oncology
Corresponding author:Ge Minghua, Department of Head and Neck Surgery, Center of Otolaryngology-Head and Neck Surgery, Zhejiang Provincial People's Hospital (People's Hospital of Hangzhou Medical College), Key Laboratory of Endocrine Gland Diseases of Zhejiang Province, Hangzhou 310014, China, Email: geminghg@163.com; Zheng Chuanming, Department of Head and Neck Surgery, Center of Otolaryngology-Head and Neck Surgery, Zhejiang Provincial People's Hospital (People's Hospital of Hangzhou Medical College), Key Laboratory of Endocrine Gland Diseases of Zhejiang Province, Hangzhou 310014, China, Email: mingdoc@163.com

【Abstract】　In recent years, endoscopic thyroidectomy by a gasless unilateral axillary approach (GUA) has been continuously improved and developed by domestic scholars, which has been recognized by domestic thyroid surgeons and patients, and has been rapidly popularized and applied. In order to better promote the research and application of GUA in China, Chinese Association of Thyroid Oncology (CATO), Thyroid Tumor Committee of Oncology Branch of Chinese Medical Association and Thyroid Disease Professional Committee of Chinese Research Hospital Association organized relevant experts to write this consensus based on latest relevant literatures and clinical experience of multiple centers. We hope it can provide guidance and reference for the standardized implementation of GUA in China.
【Key words】　Endoscopic thyroid surgery；　Unilateral axillary approach；　Gasless；　Expert consensus

Fund program：National Natural Science Foundation of China (81872170); Zhejiang Key Research and Development Project(2021C03081)
DOI:115807-20211116-00349

腔镜甲状腺外科是近20年甲状腺外科领域的主要进展。随着腔镜设备、能量器械的更新和手术技术的提高,该技术应用日益广泛[1]。腔镜甲状腺外科实现了甲状腺手术切口微小化、美容化,满足了患者的美容需求,减轻了患者心理压力；同时,利用腔镜放大作用和腔镜下精细化手术操作,更好地识别和保护如喉返神经、喉上神经、甲状旁腺等重要结构,减少手术并发症,提高生活质量[2]。其手术方式根据是否使用CO_2充气和切口位置进行分类,目前主要的术式有胸乳入路、腋窝入路、经口入路、双乳晕双腋窝入路(BABA)等,各种术式均有其优缺点[2-5]。

2006年,韩国Chung等最早报道了无充气腋窝入路腔镜甲状腺手术[6],随后韩国Tae等对该术式进行了改进[7],2009年韩国Chung等报道了采用经腋窝入路行达芬奇机器人甲状腺手术[8]。无充气腋窝入路甲状腺手术是目前国际上运用腔镜和达芬奇机器人手术系统进行甲状腺手术病例数最多的手术入路方式[2]。

2017 年,葛明华、郑传铭等在国内开展并进行一系列的改良及创新,设计了腋窝自然皮纹的美容切口,提出了以颈部肌肉自然间隙建腔的理念,研发了具有自主知识产权的无充气腔镜空间体系构建设备,已形成成熟的改良"无充气腋窝入路腔镜甲状腺手术"体系[9-11]。对符合手术适应证的患者,该术式无需充 CO_2 气体,完全避免了 CO_2 气体相关并发症,安全切除肿瘤的同时具有良好的美容效果和颈前功能区保护等优势,明显提升患者术后生活质量,具有更好的卫生经济学价值。该术式在国内迅速推广应用,得到了国内广大甲状腺外科医生和患者认可[12-15]。为了更好地推动无充气腋窝入路腔镜甲状腺手术在我国的研究和应用,中国抗癌协会甲状腺癌专业委员会、中华医学会肿瘤学分会甲状腺肿瘤专业委员会和中国研究型医院学会甲状腺疾病专业委员会组织相关专家,结合最新相关文献和多个中心的临床经验,撰写了《无充气腋窝入路腔镜甲状腺手术专家共识》,旨在为我国无充气腋窝入路腔镜甲状腺手术(简称"腋窝腔甲手术",endoscopic thyroidectomy by a gasless unilateral axillary approach,GUA)的规范化实施提供指导与参考。

1　手术适应证与禁忌证

GUA 仅为手术径路不同,其手术切除的范围必须保证与常规开放手术相同。单侧腋窝入路对侧甲状腺手术具有一定的技术难度,经验丰富的外科医生对选择后的患者实施经单侧腋窝入路全甲状腺切除术和双侧中央区清扫是可行的[2]。对于甲状腺恶性肿瘤,肿瘤学安全是首先考虑的问题,尽管目前已有大样本报道显示,在严格选择病例的前提下,GUA 可取得同开放手术同样的效果[16],但关于肿瘤复发和生存的长期随访研究仍有限,故本共识建议综合考虑患者及甲状腺疾病因素,严格把握 GUA 的适应证。

1.1　适应证

1.1.1　需手术的甲状腺结节、腺瘤等良性病灶,最大径≤6 cm(囊性可放宽至 6～8 cm);

1.1.2　需手术的甲状腺功能亢进患者,且甲状腺肿大不超过Ⅱ度;

1.1.3　分化型甲状腺癌(differentiated thyroid carcinoma,DTC)同时满足以下情况:①原发灶最大径<4 cm;②无腺外侵犯或仅突破甲状腺前包膜的微小外侵病灶或微小侵犯胸骨甲状肌;③cN0 或 cN1 且转移淋巴结无相互融合、固定;

一般推荐单侧腋窝入路行患侧甲状腺及淋巴结手术,同时进行对侧甲状腺手术可由经验丰富的医生实施,或选择双侧腋窝入路。

1.2　相对禁忌症

1.2.1　过于肥胖或肌肉过于发达;

1.2.2　颈、胸部畸形及锁骨畸形;

1.2.3　肿瘤突破后包膜或肿瘤位置接近喉返神经入喉处;

1.2.4　转移淋巴结较大、较多,有包膜外侵;

上述情况增加手术难度,降低肿瘤切除的安全性,需慎重选择。

1.3　禁忌症

1.3.1　伴严重并存病而无法耐受全麻或常规手术体位者;

1.3.2　既往有患侧颈部手术史、放疗史或热消融治疗史;

1.3.3　实质性的良性病灶较大(直径≥6 cm),Ⅲ度肿大的甲状腺功能亢进,胸骨后甲状腺肿;

1.3.4　DTC 明显腺外侵犯,如侵犯喉返神经、喉、气管、食管等;

1.3.5　DTC 伴上纵隔淋巴结转移或转移淋巴结融合、固定;

1.3.6　不良预后病理亚型的 DTC,去分化甲状腺癌;

1.3.7　甲状腺肿瘤合并严重的甲状腺炎性疾病。

推荐 1:综合考虑患者和甲状腺疾病因素决定选择实施 GUA,GUA 手术范围必须同开放手术一致。

推荐 2:建议单侧腋窝入路行同侧甲状腺手术,对侧甲状腺手术可由经验丰富的医生对经过高度选择后的患者实施。

推荐 3:最大直径≤6 cm 的甲状腺良性结节,囊性为主的结节可放宽至 6～8 cm 直径,可实施 GUA。

推荐 4:术前评估为低危及部分中危 DTC 可行 GUA,不建议对高危 DTC 行 GUA。对于 DTC 存在以下情况之一者不推荐施行 GUA:①肿瘤浸润侵犯气管、食管、颈动静脉或喉返神经;②颈部转移淋巴结相互融合、固定,或伴锁骨下、纵隔淋巴结转移;③合并远处转移。

推荐 5:不建议对恶性程度高的甲状腺癌,如遗传性甲状腺髓样癌、去分化甲状腺癌行 GUA。

推荐 6:肌肉过于发达、锁骨过高、颈胸部(包括颈椎或胸椎)畸形的患者,不推荐施行 GUA。

推荐 7:合并严重的桥本氏甲状腺炎或甲亢患者,不推荐常规施行 GUA。

2　术前评估和准备

术前常规评估甲状腺功能,甲状腺结节的良恶性、大小、位置及与周围组织器官如气管、食管和颈鞘血管的关系,及颈部淋巴结等情况,必要时行喉镜检查明确声带功能。尽可能术前行超声引导下细针穿刺细胞学检查明确诊断,必要时进行相关基因检测以排除分化差的肿瘤,对甲状腺髓样癌应常规检测降钙素、CEA 及 RET 基因,以排除遗传性甲状腺髓样癌。DTC 应做好术前评估,可参考《中国抗癌协会甲状腺癌诊治指南(2022 版)》(预出版)和《甲状腺微小乳头状癌诊断与治疗专家共识(2016 年版)》等相关指南[17]。同时,评估患者的胸部、颈部及腋窝条件,体重指数,有无锁骨、胸骨柄畸形等情况,严格掌握适应证。

术前准备同开放手术一样,需评估全身情况有无禁忌症,具体可参考《甲状腺外科 ERAS 中国专家共识(2018 版)》[18],并对患者腋窝皮肤进行术前准备。

3　手术器械

GUA 的器械包括常规腔镜系统、内镜器械和相关特殊器械。常规器械一般情况下包括:直径 10 mm 的 30°腔镜及高清成像系统;内镜下能量系统、5 mm Trocar、长柄电刀、电凝钩、2 套负压吸引系统,腔镜下使用的无损伤抓钳、分离钳、持针器、血管闭合器、组织剪、标本取出袋等。特殊器械主要指具有持续负压吸引功能的可调节无充气甲状腺手术空间体系构建设备,这是 GUA 手术必备的、重要设备。有条件单位可使用神经监测多功能分离钳、minilap、神经监测仪等。

推荐 8:使用具有持续负压吸引功能的可调节无充气腔镜甲状腺手术空间体系构建设备(图 1～2)。

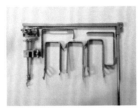

注：GUA为腋窝腔甲手术
图1　GUA空间体系构建设备

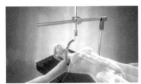

注：GUA为腋窝腔甲手术
图2　GUA空间体系

4　手术方法

4.1　患者体位与手术人员位置

经口插管全麻后，患者垫肩仰卧位，头稍转向健侧，患侧上肢自然外展（60°～90°），暴露腋窝并固定。为避免可能的关节损伤或臂丛神经损伤，导致患者术后肩部和上肢不适，应避免上肢过度外展。

一般情况下GUA仅需一位助手。主刀医师在患者手术侧外展上肢的尾侧坐位操作，助手仅在建腔第一步站于主刀医生对侧协助拉钩，其余手术时间坐于患者手术侧外展上肢的头侧扶镜，器械台及洗手护士位于患者手术侧。腔镜显示屏布置于术者对侧，位于主刀和助手正前方，主刀和助手采用"坐位-抬头"的舒适体位实施手术，既有利于精细化手术操作，又能节省人力且不影响医护人员肩、颈健康（图3～4）。

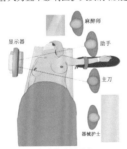

注：GUA为腋窝腔甲手术
图3　GUA患者体位及人员布局

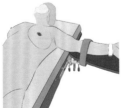

注：GUA为腋窝腔甲手术
图4　GUA患者体位（上臂外展）

推荐9：患者垫肩仰卧，患侧上肢自然外展60°～90°，暴露腋窝即可，避免过度外展。

推荐10：主刀和助手采用"坐位-抬头"的舒适体位实施手术。

4.2　切口设计

国外学者采用腋窝顶向内下方向与腋前线平行的纵切口，此切口建腔后术腔空间大，虽有利于操作，但非自然皮纹隐蔽切口，术后瘢痕较为明显，美容效果欠佳。经国内学者创新改良后[10]，选择由内上至外下方向顺腋窝第1或第2自然皱褶皮纹的切口，长度3.5～4.5 cm，切口前端不超过腋前线，此为主切口，置入观察腔镜和操作器械。另外，在该主切口下方约3.0～4.0 cm，于腋前线与乳房外上缘交叉处行0.5 cm切口，此小切口通过5 mm Trocar置入另一操作器械，扩大手术操作角度、避免操作"筷子"效应。经过临床实践，腋窝自然皱褶线皮纹切口虽一定程度上增加了手术操作难度，但切口更加隐蔽，愈合后具有更好的美容效果（图5～6）。

推荐11：主切口选择腋窝自然皱褶皮纹，长度3.5～4.5 cm。

推荐12：辅助切口选择腋前线与乳房外上缘交叉处，长度为0.5 cm。

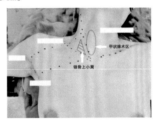

注：GUA为腋窝腔甲手术
图5　GUA手术切口选择及体表标志

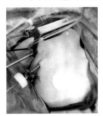

注：GUA为腋窝腔甲手术
图6　GUA手术切口与建腔设备、手术器械

4.3　手术空间建立

GUA手术空间体系的构建，关键依靠手术空间构建的设备，无需充入CO_2气体，重点强调利用颈部自然间隙建腔的理念，应用专用的空间构建体系维持良好的垂直空间和水平空间。体现了"以人为本"的理念，降低对患者的损伤，同时解放助手，减轻劳动量，维持良好且稳定的清晰手术空间，手术建腔主要分为3个阶段[10，19]（图7～9）：

第一阶段：从腋窝切口至锁骨上缘水平（图7）：此阶段由助手拉钩，用长电刀头由腋窝切口，沿胸大肌筋膜表面间隙游离皮瓣，作一个近似四边形的皮下隧道，内下界至胸锁乳突肌胸骨头（或显露锁骨的内侧头），外上界至胸锁乳突肌下1/3交界处。第一个解剖标志为胸锁乳突肌胸骨头。颈部分离皮瓣能暴露部分胸锁乳突肌胸骨头即可，颈前区皮瓣无需分离，从而保护颈前区功能，此阶段还需注意保护胸大肌筋膜完整性及锁骨上神经，减少术后此区域皮肤

—560— 中华内分泌外科杂志2021年12月第15卷第6期 Chin J Endocr Surg，December 2021，Vol.15，No.6

麻木感的发生[20]。

第二阶段：胸锁乳突肌胸骨头-锁骨头肌间区（图8）：此阶段运用专用的建腔设备将皮瓣悬吊，探查、识别并分离胸锁乳突肌胸骨头与锁骨头之间的自然间隙，分离此间隙，上界至甲状软骨下缘水平，下界至胸锁乳突肌胸骨头附着处，注意保护胸锁乳突肌筋膜及肌纤维完整。对于少数肌间隙发育不良或间隙不明显的患者，可考虑选用胸锁乳突肌后缘入路[21]。显露第二个解剖标志物：肩胛舌骨肌。此阶段重点注意在胸锁乳突肌后缘保护颈外静脉。

第三阶段：胸骨甲状肌与甲状腺自然间隙（图9）：于颈鞘内侧（颈内静脉）与胸骨甲状肌外侧缘之间进行分离，游离颈前带状肌深面与甲状腺之间的自然间隙，分离范围：内侧深入至患侧甲状腺腺叶1/2的距离，不提倡过多分离，否则置入拉钩后无法悬吊甲状腺，影响甲状腺侧后方（即气管食管沟区域）的解剖显露。若要行全甲状腺切除，则分离至对侧颈鞘内侧。外界为颈动脉鞘，下界至胸骨上切迹，上界至甲状腺上极。置入悬吊拉钩完成建腔，保持持续高负压吸引，建立和维持稳定且清晰的手术空间，显露甲状腺。此步骤必须非常小心勿损伤颈内静脉，并保护舌下神经降支。

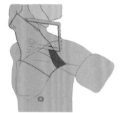

图7　拉钩拉起胸壁皮肤

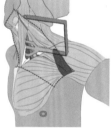

图8　拉钩拉起胸锁乳突肌胸骨头

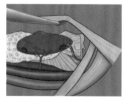

图9　拉钩拉起胸骨甲状肌显露甲状腺

推荐13：合理应用和调节专用的带负压吸引空间体系构建设备，建立稳定、清晰的手术操作空间及术野。

推荐14：手术空间建立分三阶段进行，关键是利用胸锁乳突肌胸骨头与锁骨头之间，及胸骨甲状肌与甲状腺之间自然间隙建腔。

推荐15：游离皮瓣不超越胸锁乳突肌胸骨头内侧缘，勿分离颈前区皮瓣，充分保护颈前功能区。

推荐16：建立手术空间时，应注意保护肌肉完整性，保留胸大肌表面筋膜，勿过度牵拉颈部肌肉（如胸锁乳突肌、胸骨甲状肌等）。

推荐17：建立手术空间时，重点保护颈外静脉和颈内静脉、锁骨上神经和舌下神经降支。

4.4 甲状腺切除

GUA的甲状腺切除范围需同传统开放手术一致，以单侧腺叶+峡部切除为例，建立操作空间显露甲状腺后，可按照术者习惯先游离上极或下极。GUA侧后方入路方式提供了良好的手术视野，类似于开放手术，再加上腔镜的放大功能，使得喉上神经外支（external branch of superior laryngeal nerve，EBSLN），喉返神经（recurrent laryngeal nerve，RLN）和甲状旁腺的显露和保护更为便利。若使用术中神经监测技术（intra-operative neural monitoring，IONM），可参照《甲状腺及甲状旁腺术中喉上神经外支保护与监测专家共识（2017版）》[22]，执行标准化监测步骤。对于术前穿刺明确的甲状腺恶性肿瘤建议将中央区淋巴结与腺体连续整块切除（图10~12）。

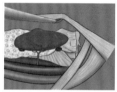

注：GUA为腋窝腔甲手术
图10　GUA时凝闭切断上动脉、显露分离保护喉上神经及上旁腺

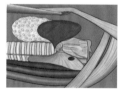

注：GUA为腋窝腔甲手术
图11　GUA时切断下动脉，解剖分离保护喉返神经，清扫中央区淋巴结

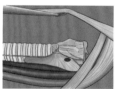

注：GUA为腋窝腔甲手术
图12　GUA时中央区淋巴结与腺体一并完整切除

游离上极时，将甲状腺向外下牵引，充分显露胸骨甲状肌-喉三角（环甲三角），上极较高时，可分离肩胛舌骨肌上缘与颈内静脉之间的三角空间，有助于甲状腺上极血管的处理和EBSLN的定位显露。仔细识别并保护EBSLN，如无法识别宜采取区域保护法。保护EBSLN后，紧贴甲状腺上极被膜操作，可行360°分离裸化上极血管，使用能量器械移行凝闭或分次凝闭切割的方法处理上极血管。

离断甲状腺上极后将甲状腺上极向内下方牵拉，采用"精细化被膜解剖技术"游离甲状腺上极，在甲状腺上极背侧仔细辨认并对原位保留上位甲状旁腺及其血供，上位甲状旁腺一般原位保留较为容易。随后识别下位甲状腺，在明确能保留其血供的前提下可原位保留，否则行自体移植。若需行中央淋巴结清扫，对胸腺供血的下位甲状腺旁腺一般可将其连同胸腺保留并置于术腔的下极顶部。

在处理甲状腺下极过程中，利用建腔拉钩对甲状腺体的牵拉作用，很好的将甲状腺侧后方暴露于视野范围内，也可将甲状腺中下极腺体推向对侧，于气管食管沟，显露RLN，沿神经路径全程解剖至入喉处，应特别注意能量器械使用技巧，避免热损伤。离断甲状腺下极并显露气管，气管可作为本术式的第三个标志物，最后处理入喉处，此处需耐心操作，动作轻柔，也可用小块盐水湿纱布将神经轻轻向背侧推开，然后能量器械逐步离断甲状腺悬韧带，靠健侧腺体离断甲状腺峡部，完成患侧甲状腺叶及峡部切除术。如需行对侧甲状腺切除，应继续向前分离带状肌，显露对侧腺体，但对施术者的技术挑战增加。

推荐18：GUA侧后方入路，切除甲状腺叶的具体步骤可根据术者习惯先后处理上极或下极，进而处理甲状腺悬韧带，最后离断甲状腺峡部及锥状叶。

推荐19：GUA侧后方入路有较好的视觉和操作空间，术中采用精细化操作，仔细解剖和保护EBSLN和RLN，有条件医院可采用IONM技术。

推荐20：合理应用能量设备，避免热损伤，对于RLN及喉上神经，超声刀等能量器械安全距离应>3 mm，避免工作刀头紧贴气管、食管进行操作。

推荐21：最大可能的原位保留甲状旁腺及其血供，采用"精细化被膜解剖技术"处理甲状腺。

4.5　中央区淋巴结清扫

中央区淋巴结清扫的指征和范围与《中国抗癌协会甲状腺癌诊治指南（2022版）》（预出版）推荐一致。根据患者病情和术者习惯，中央区淋巴结清扫可在腺叶切除以后进行，也可与腺叶一并切除。

若术前已明确为甲状腺癌，腺叶切除前清扫中央区淋巴结可利用无充气建腔拉钩对甲状腺和淋巴组织的牵拉作用，显露更易、清扫更为方便。中央区淋巴结清扫时，先识别并保护RLN，在颈总动脉内侧凝闭离断甲状腺下动、静脉，如果是右侧，先在食管表面（即椎前筋膜）清扫RLN深面淋巴结，继续解剖RLN，清扫气管下方及气管前（胸骨迹上）区域淋巴结。将气管旁喉旁淋巴结、气管前淋巴结连同患侧甲状腺叶及峡部一起切除，最后清扫喉前淋巴结，做到一侧甲状腺叶、峡部、锥状叶及中央区淋巴结En-block切除。

术中尽量原位保留甲状腺及其血供，如意外切除或血供破坏，无法原位保留时，应予以自体移植。术中应仔细辨认腺组织，如无肿瘤侵犯，应予以保留。

因术前影像学检查对中央区淋巴结评估存在局限性，术中如发现中央区淋巴结融合粘连或侵犯邻近结构，腔镜下不能保证肿瘤学疗效及手术安全的情况下，应及时中转开放手术。

推荐22：中央区淋巴结清扫指征和清扫范围应同传统开放手术一致。

推荐23：若术前已明确为甲状腺癌，建议先行中央区淋巴结清扫，并将中央区淋巴结与甲状腺叶、峡部、锥状叶作En-block切除。

推荐24：如术中发现不能保证肿瘤学疗效及手术安全，或术中出现难以控制的大出血等，应及时中转开放手术。

4.6　侧颈择区淋巴结清扫

术前根据临床检查、B超、CT等影像学检查及穿刺细胞学检查结果，仔细评估淋巴结转移情况，需选择区域淋巴结清扫的患者清扫范围与传统开放手术一样，通常清扫范围包括IIA区、III区、IV区和VB区淋巴结，包含前三个区域的清扫是侧颈择区淋巴结清扫的最小范围[23]。因存在技术难度，一般不常规推荐，可由经验丰富的专科医生对高度选择病例进行选择性的开展。

推荐25：侧颈部淋巴结清扫术前需仔细评估，具有较高手术经验和技能的中心可选择性的开展。

4.7　标本取出和创面关闭

尽管GUA标本完整取出非常便利，但仍强调遵循肿瘤学无瘤原则，标本切除后建议装入标本袋，从腋窝切口完整取出。对取出的标本立即寻找可能意外切除的甲状旁腺，并分层剖视手术本确定肿瘤是否已完全切除（尤其是靠近咽喉部的肿瘤）。随后，用温蒸馏水反复冲洗术腔，避免甲状腺及其肿瘤组织种植。严密止血，放置负压引流管从腋窝隐蔽位置引出，建腔设备从自然间隙撤出后，颈部肌肉自然复位无需缝合，只需缝合腋窝切口。

推荐26：建议手术标本置入标本袋完整取出，手术创面（手术区及隧道）温热无菌蒸馏水反复冲洗，避免甲状腺和肿瘤组织种植。

推荐27：对手术标本立即寻找可能意外切除的甲状旁腺组织，可行自体移植，建议移植至切口附近的胸大肌内。

推荐28：常规放置负压引流管，建议引流管由腋窝隐蔽部位引出。

5　手术并发症与防治

尽管有许多报道显示，在选择合适病例的前提下，GUA安全可行，手术出血量少，术后并发症与传统开放手术并无差异，但同其他经外入路腔镜甲状腺手术一样，GUA的技术挑战性高于传统开放手术，尤其在学习曲线阶段并发症的潜在发生率可能更高[1]。有研究显示，与经验丰富的手术医生相比，经验不足的医生并发症发生率明显要高，但一般经历过20~40例腔镜甲状腺手术后，便能克服技术难点，手术时间和并发症与有经验的医生相似[24]。此外，应常规同患者沟通术中中转开放手术的可能性，当手术中出现操作困难，或出现严重并发症如气管，食管损伤，难以控制的出血时应及时中转开放手术，避免造成严重后果。

GUA术后并发症包括常规甲状腺手术并发症和GUA特有并发症。

常规甲状腺手术并发症主要包括：血清肿或出血、甲状旁腺功能低下、喉上神经、RLN损伤、感染，罕见并发症包括乳糜瘘、气管损伤、食管损伤等。

GUA特有并发症主要包括：锁骨上（颈丛）神经损伤、颈部肌肉（胸锁乳突肌、颈前带状肌等）损伤、腋窝或颈部皮肤损伤、患侧上肢淋巴回流受阻等，罕见并发症包括肿瘤种植和臂丛神经损伤等。

出血多发生在术后12 h内，分为手术建腔空间出血和甲状腺区域出血，侧颈部和胸壁局限性血肿可通过压迫和冷敷控制，血肿可逐渐吸收，但切忌颈前区压迫止血。如出血须再次手术者，在确保呼吸道通畅的前提下，首选经腋窝切口腔镜下清创止血；若出现呼吸困难甚至窒息危及生命时，应紧急采用颈部切开减压、探查止血和（或）气管插管。

腋窝切口切开后应沿胸大肌表面内侧方向分离皮瓣，勿

—562— 中华内分泌外科杂志2021年12月第15卷第6期 Chin J Endocr Surg，December 2021，Vol.15，No.6

朝腋窝顶的方向分离腋窝脂肪淋巴结组织，从而避免损伤上肢淋巴回流通道。分离皮瓣时注意层次，尤其是越过锁骨后，应及时"下坡"寻找胸锁乳突肌，避免皮瓣分离过浅，损伤颈丛神经的锁骨上分支，并造成皮肤热损伤甚至穿孔坏死。利用肌肉自然间隙建腔时勿过度牵拉胸锁乳突肌、颈前带状肌，暴露出合适可操作的手术空间即可，避免损伤颈部肌肉导致术后颈部肌肉功能和外观影响[20]。短暂性臂丛神经损伤曾在腋窝入路机器人手术中曾有报道[25]，手术中需注意保持正确的手臂和肩膀位置，避免上肢过度外展。因本术式采用无充气机械悬吊方式建立手术空间，无充 CO_2 气体建腔导致的相关并发症（如高碳酸血症、气体栓塞）。

颈部康复功能操的锻炼有利于颈部手术患者的功能恢复，建议患者术后1～2周后开始功能锻炼。

推荐 29：开展 GUA 前应接受相关培训，并严格按照腔镜准入相关要求循序渐进地开展。

推荐 30：术后出血须再次手术者，首选原腋窝切口入路腔镜下止血，紧急情况下应颈部开放探查止血。

推荐 31：术后进行颈部功能操的功能锻炼，有利颈部康复。

6 术后随访

腋窝腔镜手术仅为手术径路不同，故术后随访内容和强度同开放手术基本一致，另须注意观察患者胸壁、颈部感觉异常和患侧上肢情况，腋窝瘢痕愈合及有无手术隧道种植情况。

7 结束语

GUA 经腋窝皮肤自然皱褶美容切口，利用颈部肌肉自然间隙建腔，颈前区无需分离皮瓣，利用专用建腔设备维持手术空间，无需充气建腔能保持术野清晰，且无 CO_2 相关并发症，侧前方入路有利于保护喉上、RLN 及清扫中央区淋巴结。对于符合手术适应证的患者，该术式具有"肿瘤切除安全、颈前区功能良好、切口隐蔽美观、术野清晰、操作流畅"等方面的优势，故该术式深受广大医师和患者的青睐。

另外，该术式对部分原发甲状旁腺腺瘤、颈部良性肿块（如囊肿、神经鞘瘤、颌下腺肿瘤）等也是一种可供选择的手术方式。

同时也应注意，与其他远距离甲状腺手术一样，GUA 手术有一定的技术难度，需积累一定数量的病例，通过学习曲线后，才能真正获得疗效与美容兼顾的效果。故严格患者选择标准和对手术者技术水平的较高要求均非常重要，须坚持"治病第一，功能第二，美容第三"的原则，合理应用该术式[26]。

参加本共识讨论的专家组成员
主任：葛明华（浙江省人民医院）、郑传铭（浙江省人民医院）、高明（天津市人民医院）、程若川（昆明医科大学第一附属医院）、田文（中国人民解放军总医院）

副主任：郑向前（天津市肿瘤医院）、雷尚通（南方医科大学南方医院）、李超（四川省肿瘤医院）、魏涛（四川大学华西医院）、石臣磊（哈尔滨医科大学附属第二医院）

委员（按姓氏拼音）：安常明（中国医学科学院肿瘤医院）、艾志龙（复旦大学附属中山医院）、华辉（青岛大学附属医院）、黄晓明（中山大学孙逸仙纪念医院）、秦建武（河南省肿瘤医院）、孙素红（遵义医科大学附属医院）、谭卓（浙江省人民医院）、雷大鹏（山东大学齐鲁医院）、孙新营（中南大学湘雅医院）、李小毅（北京协和医院）、李杰华（广西医科大学第一附属医院）、李宇（吉林大学第一医院）、聂春磊（哈尔滨医科大学附属肿瘤医院）、汪多平（广西医科大学附属肿瘤医院）、王维杨（香港中文大学威尔斯亲王医院）、王宇（复旦大学附属肿瘤医院）、王玉龙（复旦大学附属肿瘤医院）、王鸿程（福建省第二人民医院）、吴春萍（复旦大学附属眼耳鼻喉科医院）、杨洪（广州医科大学附属肿瘤医院）、殷德涛（郑州大学第一附属医院）、张彬（北京大学肿瘤医院）、张福星（厦门大学附属第一医院）、赵代伟（贵州省第二人民医院）、章德广（浙江大学医学院附属邵逸夫医院）、郑海涛（烟台毓璜顶医院）、郑颖（吉林省肿瘤医院）

秘书：王佳峰（浙江省人民医院）、徐加杰（浙江省人民医院）、孙百慧（南方医科大学南方医院）

执笔者：葛明华（浙江省人民医院）、郑传铭（浙江省人民医院）、高明（天津市人民医院）、程若川（昆明医科大学第一附属医院）、田文（中国人民解放军总医院）、郑向前（天津市肿瘤医院）、雷尚通（南方医科大学南方医院）、李超（四川省肿瘤医院）、魏涛（四川大学华西医院）、石臣磊（哈尔滨医科大学附属第二医院）

利益冲突　利益冲突所有作者均声明不存在利益冲突

参 考 文 献

[1] Berber E, Bernet V, Fahey TJ, et al. American Thyroid Association Statement on Remote - Access Thyroid Surgery[J]. Thyroid, 2016,26（3）：331-337. DOI:10.1089/thy.2015.0407.

[2] Tae K, Ji YB, Song CM, et al. Robotic and endoscopic thyroid surgery: evolution and advances[J]. Clin Exp Otorhinolaryngol, 2019,12（1）：1-11. DOI:10.21053/ceo.2018.00766.

[3] 王平, 吴国洋, 田文, 等. 经口腔前庭入路腔镜甲状腺手术专家共识(2018 版)[J]. 中国实用外科杂志,2018,38(10):1104-1107. DOI:10.19538/j.cjps.issn1005-2208.2018.10.02.
Wang P, Wu GY, Tian W, et al. Expert Consensus on Endoscopic Thyroid Surgery by Transoral Approach （2018 Edition） [J]. Chin J Pract Surg,2018,38(10):1104-1107. DOI:10.19538/j.cjps.issn1005-2208.2018.10.02.

[4] 王平, 项承. 经胸前入路腔镜甲状腺手术专家共识(2017 版)[J]. 中国实用外科杂志, 2017,37(12):1369-1373. DOI:10.19538/j.cjps.issn1005-2208.2017.12.14.
Wang P, Xiang C. Expert Consensus on Endoscopic Thyroid Surgery by Anterior Chest Approach （2018 Edition)[J]. Chin J Pract Surg,2017,37（12）:1369-1373. DOI:10.19538/j.cjps.issn1005-2208.2017.12.14.

[5] 田文, 贺青卿, 朱见, 等. 机器人手术系统辅助甲状腺和甲状旁腺手术专家共识[J]. 中国实用外科杂志,2016,36(11):1165-1170. DOI:10.7504/CJPS.ISSN1005-2208.2016.11.08.
Tian W, He QQ, Zhu J, et al. Expert Consensus on Robotic Surgery System Assisted Thyroid and Parathyroid Surgery[J]. Chin J Pract Surg,2016,36(11):1165-1170. DOI:0.7504/CJPS.ISSN1005-2208.2016.11.08.

[6] Yoon JH, Park CH, Chung WY. Gasless endoscopic thyroidectomy via an axillary approach: experience of 30 cases[J]. Surg Laparosc Endosc Percutan Tech,2006,16(4):226-231. DOI:10.1097/00129689-200608000-00006.

[7] Tae K, Ji YB, Cho SH, et al. Initial experience with a gasless unilateral axillo - breast or axillary approach endoscopic thyroidectomy for papillary thyroid microcarcinoma: comparison with conventional open thyroidectomy[J]. Surg Laparosc Endosc Percutan Tech, 2011,21(3):162-169. DOI:10.1097/SLE.0b013e318218d1a4.

[8] Kang SW, Jeong JJ, Yun JS, et al. Robot - assisted endoscopic surgery for thyroid cancer: experience with the first 100 patients[J]. Surg Endosc,2009,23(11):2399-2406. DOI:10.1007/s00464-009-0366-x.

[9] 郑传铭, 毛晓春, 王佳峰, 等. 无充气腋窝入路完全腔镜下甲状腺癌根治术效果初步评价初期体会[J]. 中国肿瘤临床, 2018,45(1):27-32. DOI:10.3969/j.issn.1000-8179.2018.01.801.

中华内分泌外科杂志2021年12月第15卷第6期　Chin J Endocr Surg，December 2021，Vol.15，No.6　—563—

Zheng CM, Mao XC, Wang JF, et al. Preliminary evaluation of effect of endoscopic thyroidectomy using the gasless unilateral axillary approach[J]. Chin J Clin Oncol,2018,45（1）:27-32. DOI:10.3969/j.issn.1000-8179.2018.01.801.

[10] 郑传铭，徐加杰，蒋烈浩，等．无充气腋窝入路完全腔镜下甲状腺叶切除的方法——葛-郑氏七步法[J]．中国普通外科杂志，2019,28（11）:1336-1341. DOI:10.7659/j.issn.1005-6947.2019.11.003.
Zheng CM, Xu JJ, Jiang LH, et al. Endoscopic thyroid lobectomy by a gasless unilateral axillary approach: Ge & Zheng's seven-step method[J]. Chin J Gen Surg,2019,28（11）:1336-1341. DOI:10.7659/j.issn.1005-6947.2019.11.003.

[11] 徐加杰，张李卓，张启弘，等．无充气经腋窝腔镜甲状腺手术的临床应用[J]．中华耳鼻咽喉头颈外科杂志,2020,55（10）:913-920. DOI:10.3760/cma.j.cn115330-20200225-00126.
Xu JJ, Zhang LZ, Zhang QH, et al. Clinical application of the gasless unilateral axillary approach in endoscopic thyroid surgery[J]. Chin J Otorhinolaryngol Head Neck Surg , 2020,55（10）:913-920. DOI: 10.3760/cma.j.cn115330-20200225-00126.

[12] 胡康，孙素红，郑传铭，等．改良无充气腋窝入路腔镜甲状（旁）腺手术40例分析[J]．中国普通外科杂志，2019,28（11）:1437-1440. DOI:10.7659/j.issn.1005-6947.2019.11.018.
Hu K, Sun SH, Zheng CM, et al. Analysis of 40 cases of endoscopic thyroid or parathroid surgery with modified gasless axillary approach[J]. Chin J Gen Surg,2019,28（11）:1437-1440. DOI:10.7659/j.issn.1005-6947.2019.11.018.

[13] 王晓明，张文新，张攀攀，等．经腋窝入路无充气腔镜甲状腺手术10例临床效果观察[J]．肿瘤学杂志，2021,27（5）:416-419. DOI:10.11735/j.issn.1671-170X.2021.05.B018.
Wang XM, Zhang WX, Zhang PP, et al. Clinical effect of transaxillary endoscopic thyroidectomy: a report of 10 cases[J]. J Chin Oncol,2021,27（5）:416-419. DOI:10.11735/j.issn.1671-170X.2021.05.B018.

[14] 李秀萍，俞红梅，徐志伟，等．改良无充气经腋窝腔镜甲状腺手术治疗甲状腺微小乳头状癌的疗效分析[J]．中华内分泌外科杂志，2021,15（3）:273-277. DOI:10.3760/cma.j.cn.115807-20200701-00206.
Li XP, Yu HM, Xu ZW, et al. Efficacy of the modified gasless unilateral axillary approach endoscopic thyroid surgery in the treatment of papillary thyroid microcarcinoma[J]. Chin J Endocr Surg,2021,15（3）:273-277. DOI:10.3760/cma.j.cn.115807-20200701-00206.

[15] Zheng G, Xu J, Wu G, et al. Transoral versus gasless transaxillary endoscopic thyroidectomy: a comparative study[J]. Updates Surg,2021. DOI:10.1007/s13304-021-01062-y.

[16] Ban EJ, Yoo JY, Kim WW, et al. Surgical complications after robotic thyroidectomy for thyroid carcinoma: a single center experience with 3,000 patients[J]. Surg Endosc,2014,28（9）:2555-2563. DOI:10.1007/s00464-014-3502-1.

[17] 高明，葛明华，嵇庆海，等．甲状腺微小乳头状癌诊断与治疗中国专家共识（2016版）[J]．中国肿瘤临床,2016,43（10）:405-411. DOI:10.3969/j.issn.1000-8179.2016.10.001.
Gao M, Ge MH, Ji QH, et al. Chinese Expert Consensus on the Diagnosis and Treatment of Papillary Thyroid Microcarcinoma（2016 Edition）[J]. Chin J Clin Oncol,2016,43（10）:405-411. DOI:10.3969/j.issn.1000-8179.2016.10.001.

[18] 高明，葛明华．甲状腺外科ERAS中国专家共识（2018版）[J]．中国肿瘤，2019,28（1）:26-38. DOI:10.11735/j.issn.1004-0242.2019.01.A004.
Gao M, Ge MH. Expert Consensus on Enhanced Recovery After Surgery（ERAS）in Thyroid Surgery（2018 Edition）[J]. China Cancer,2019,28（1）:26-38. DOI:10.11735/j.issn.1004-0242.2019.01.A004.

[19] Zhou Y, Cai Y, Sun R, et al. Gasless transaxillary endoscopic thyroidectomy for unilateral low-risk thyroid cancer: Li's six-step method[J]. Gland Surg,2021,10（5）:1756-1766. DOI:10.21037/gs-21-257.

[20] 王佳峰，徐加杰，蒋烈浩，等．无充气腋窝入路完全腔镜下甲状腺癌根治术对术后颈部功能影响的初步研究[J]．中华内分泌外科杂志,2021,15（1）:10-14. DOI:10.3760/cma.j.cn.115807-20200508-00151.
Wang JF, Xu JJ, Jiang LH, et al. Preliminary evaluation of neck function in patients with papillary thyroid carcinoma after endoscopic thyroidectomy using the gasless axillary approach[J]. Chin J Endocr Surg,2021,15（1）:10-14. DOI:10.3760/cma.j.cn.115807-20200508-00151.

[21] 周雨秋，李超，蔡永聪，等．无充气经腋完全腔镜下胸锁乳突肌后缘与胸锁乳突肌间隙入路治疗甲状腺乳头状癌的比较[J]．中华外科杂志,2021,59（8）:686-690. DOI:10.3760/cma.j.cn112139-20200817-00651.
Zhou YQ, Li C, Cai YC, et al. Posterior sternocleidomastoid border approach of gasless transaxillary endoscopic thyroidectomy in patients with papillary thyroid carcinoma: comparison with sternocleidomastoid fascia approach[J]. Chin J Surg,2021,59（8）:686-690. DOI:10.3760/cma.j.cn112139-20200817-00651.

[22] 孙辉，田文．甲状腺及甲状旁腺术中喉上神经外支保护与监测专家共识（2017版）[J]．中国实用外科杂志,2017,37（11）:1243-1249. DOI:10.19538/j.cjps.issn1005-2208.2017.11.14.
Sun H, Tian W. Expert Consensus on the Protection and Monitoring of the External Branch of Superior Laryngeal Nerve during Thyroid and Parathyroid Surgery（2017 Edition）[J]. Chin J Pract Surg,2017,37（11）:1243-1249. DOI:10.19538/j.cjps.issn1005-2208.2017.11.14.

[23] 徐震纲，刘绍严．分化型甲状腺癌颈侧区淋巴结清扫专家共识（2017版）[J]．中国实用外科杂志,2017,37（9）:985-991. DOI:10.19538/j.cjps.issn1005-2208.2017.09.13.
Xu ZG, Liu SY. Expert Consensus on Lateral Cervical Lymph Node Dissection of Differentiated Thyroid Cancer（2017 Edition）[J]. Chin J Pract Surg,2017,37（9）:985-991. DOI:10.19538/j.cjps.issn1005-2208.2017.09.13.

[24] 王小飞，刘枫，郑淘，等．无充气腋窝入路腔镜甲状腺微小乳头状癌手术的学习曲线[J]．中国普外基础与临床杂志,2021,28（10）:1270-1274. DOI:10.7507/1007-9424.202104019.
Wang XF, Liu F, Zeng X, et al. The learning curve of gasless transaxillary endoscopic thyroidectomy in patients with papillary thyroid micocarcinoma[J]. Chin J Bases Clin Gen Surg,2021,28（10）:1270-1274. DOI:10.7507/1007-9424.202104019.

[25] Kuppersmith RB, Holsinger FC. Robotic thyroid surgery: an initial experience with North American patients[J]. Laryngoscope,2011,121（3）:521-526. DOI:10.1002/lary.21347.

[26] 郑传铭，徐加杰，王佳峰，等．无充气腋窝入路腔镜甲状腺手术的进展与展望[J]．中国普外基础与临床杂志,2021（10）:1266-1269. DOI:10.7507/1007-9424.202108088.
Zheng CM, Xu JJ, Wang JF, et al. Progress and prospects of endoscopic thyroidectomy by gasless unilateral axillary approach[J]. Chin J Bases Clin Gen Surg,2021（10）:1266-1269. DOI:10.7507/1007-9424.202108088.

（收稿日期：2021-11-16）
（本文编辑：果磊）

173